青年の
ひきこもり・
その後

包括的アセスメントと支援の方法論

Naoji Kondo
近藤直司

岩崎学術出版社

序　章　ひきこもり問題に関する論点と本書の成り立ち

　本書,『青年のひきこもり・その後』を上梓した。ひきこもり問題は多様な側面を有するため,その概念や理解,個々のケースのアセスメント,治療・支援,予防,支援体制など,論点が多岐にわたるのが特徴である。本書の目次・構成自体がひきこもり問題の論点となるような事項であろうと思われるので,まず,本書の全体的な構成を確認しておきたい。

1．ひきこもりの概念整理（第1章）
2．ひきこもりの成因論（第2章）
3．ひきこもりの精神病理に関する各論的検討
　（1）神経症（第3章）
　（2）パーソナリティの問題（第4章）
　（3）発達障害（第5章）
4．新たな多軸評定システムの提案（第6章）
5．総論的な治療・支援論（第7章）
6．各論的な治療・支援論
　（1）内的なひきこもりに対する心理療法（第8章）
　（2）メンタライゼーションに注目した心理療法（第9章）
　（3）治療への動機づけと先行転移（第10章）
　（4）本人が受診・相談しないケースの特性（第11章）
　（5）家族支援（第12章）
　（6）児童・思春期ケースの家族支援（第13章）
　（7）訪問（第14章）

（8）対応が困難なケースの支援（第15章）
（9）予防的早期支援（第16章）
（10）地域支援の体制整備（第17章）

　ひきこもり問題の捉え方や注目点はかなり多様であり，専門家同士で論じ合っても話が噛み合わないこともある。そのため，ひきこもりの概念と成因論について，第1章，2章で整理・確認することとした。また，『ひきこもりの評価・支援に関するガイドライン』（厚生労働省，2010年）では，本人への治療・支援に関しては総論的な内容に留まっているため，本書では，神経症，パーソナリティの問題，発達障害といった精神医学的診断に応じた各論的な支援論を提示することとした（第3章，4章，5章）。さらに，私は以前から，精神医学的診断以外の方法で多様なひきこもりケースを分類できるようになることが望ましいと考えていたので，土居健郎氏による「治療動機と治療者に与える印象を根拠とした分類」を援用した，かつての試論も修正を加えて掲載することとした（第10章）。

　また，前書，『青年のひきこもり――心理社会的背景・病理・治療援助』（岩崎学術出版社，2000年）では，ひきこもり問題に関連があると思われる疾患概念を網羅することを意図し，家族状況やジェンダー論に至るまで，広汎な観点を盛り込んでいたが，本書は，本人と家族に対する治療・支援の実際や技術的な内容に限定している。

　前書を企画・製作した当時，多くの臨床家が深刻なひきこもりケースの中に，統合失調症を背景としていない人たちが少なくないことに気づき始めていた。長期化したひきこもり問題に関する学術的な資料はほとんどなかったが，年齢相応の社会参加を回避する青年期ケースに関して，すでにいくつかの疾患概念が提唱されていたので，私たちはそこからも臨床的な手がかりを得ようとしていた。ひきこもりの背景で，本人や家族に何が起きているのか，治療・支援のポイントはどこなのかを早く掴みたかったが，ひきこもりケースは，私たち現場の援助者にとって理解が難しく，わずかな治療的進展にも膨大なコストを要する対象であった。

当時の私にとっては，東海大学医学部精神科学教室が支えであった。精神分析的心理療法とスーパービジョンの機会が保障されていたし，精神分析研究会で得られた助言や交わされた議論を現場に持ち帰り，同僚と試行錯誤を重ねた。故・狩野力八郎氏から共編者として声をかけていただいたのもそのような時期であり，多くの皆さまのご尽力によって前書を出版することができた。企画の段階で，笠原嘉氏が提唱しておられた「退却神経症」や広瀬徹也氏による「逃避型抑うつ」，その他の先行研究を狩野氏に紹介した。彼は私のレポートを丁寧に聴き，熟考し，「確かに，そういうケースがあるね」と述べた。また彼は，私がひきこもりケースの個人精神病理や，ひきこもり現象のメカニズムを先んじて執筆しようとすることに，やんわりと待ったをかけた。そして，私たちが取り組んでいた臨床実践を継続し，さらに経験・知見を積み重ねることを勧めてくれた。その時点でよくわかっていない現象に向き合う際に，さまざまな先行研究や臨床的知見に対して心を開くこと，また，それらを参考にしつつも，あくまで自らの臨床実践に基づいて知見を積み重ね，着実に問題を解明すべきであることを狩野氏は教えてくれた。

また前書では，まだ十分にはわかってはいないが，発達障害圏のケースが少なくないかもしれないという予見も示した。こうした視点についても狩野氏はオープンであった。また，発達障害をベースとしていても，ひきこもりのメカニズムや治療・支援のあり方を検討する際に，精神力動的な視点が有用であることを示唆してくれた。その後，ひきこもりケースに軽度の知的障害や自閉症特性をもった人たちが少なからず含まれていることが明らかになり，いまでは誰もがそのように捉えているものと思う。発達障害の関連が明らかになったことは，「ひきこもりは性格的な弱さや甘えの問題」といった偏った印象を修正する契機となり，重要なことであったと思う。また私たちも，自閉症特性をもつ人たちへの心理療法的アプローチの試みを意欲的に継続することができた。

その後，ひきこもりケースの支援に関して大きく変わったこととしては，ひきこもり地域支援センターや生活困窮者支援事業などが施策化され，行政

的な相談窓口が明確になったことが挙げられよう。また，信頼できる治療・支援機関が以前よりも増えたであろうし，いくつかのアセスメント方法や支援技法も開発・提唱されている。しかし，一旦引き受ければ，何年にもわたって，あれこれと迷いながら関わり続けることになる多くのケースに対して，それに相応しい本格的な支援体制が整備されたとは言い難いし，当時から多くの援助者が技術的に難しいと感じていたことは，今も変わらず難しい。

　私は，『青年のひきこもり』を含めて，2000年前後に3冊の出版物に関わり，それ以後も，ひきこもり問題に関していくつかの研究論文や依頼原稿を執筆してきた。また，上記のガイドラインの作成にも加わったが，書籍化は考えていなかった。それまでの3冊で，ひきこもりケースに関する臨床的な経験と知見を出し尽くしたと感じていたし，その後，治療・支援技術がそれほどには進んでいないのに本を出しても仕方がないと考えていた。自分の臨床フィールドが児童・思春期中心になったことで，20代や30代以降の人たちとその家族に接する機会が減り，臨床実践に基づいた新たな視点を見出しにくくなったことも影響した。

　それにもかかわらず本書を上梓することにしたのは，岩崎学術出版社の小寺美都子さんが，不勉強で筆不精な私に，以前から根気強く執筆を勧めてくださっていたことに加え，狩野氏のご逝去という個人的な喪失体験も重なり，『青年のひきこもり』以後をまとめておきたいと思うに至ったことが大きい。地方公務員としての身分がなくなり，いくつかの精神科クリニックで診療させていただくようになったことで，臨床的な視野がいくらか広がっていたことも幸いした。また，冒頭で述べたように，ひきこもり問題は多様な論点を含んでおり，自分もそれらに関して一通りのことを経験し，ない知恵を絞り，拙いながらも文章にしてきたつもりではあったので，それらの拙論に手を入れ，その後の経験も加えて整理すれば，いま現在，青年期・成人期のひきこもりケースに相対している治療者・援助者にも少しは役立つ本になるのではないかと考えた（しかし，過去の原稿を引っ張り出して読み直す作業は，それこそ穴があったら入りたいような体験であり，目を瞑るようにして修正作業に取り組むことになった）。

さらに，私はこの間，精神科医療，地域精神保健福祉，障害者福祉，児童福祉，心理臨床などの領域で治療・援助実践にあたる専門職の資質の向上を意図して，アセスメントをテーマにした研修に取り組んできたが，前書から現在までの15年あまり，あるいは，ガイドライン以後も，ひきこもりケースの治療・支援に携わっている専門職のアセスメント技術が思ったほどには向上していないことが気になっていたため，多職種が共通して活用し，個人とチームのスキルアップを図りつつ，良質な治療・支援につながるような評価システムを提案することも本書を執筆する強い動機付けとなった。したがって，第6章の多軸評定システムが本書のトピックであり，それ以外の多くの章は，このシステムを使いこなすために必要な知見としてお読みいただきたい。

　本書の執筆にあたって，前書，『青年のひきこもり』を久しぶりに読み返してみたところ，内的なひきこもりに焦点を当てた精神分析的心理療法について論じた章が多く，社会的・外的なひきこもりに対して問題意識を抱いている読者にとっては，両者の相違や関連性・関係性がイメージしにくかったのではないかと感じた。そのため本書では，対人関係や社会参加を回避し，社会的・外的なひきこもりをきたしている青年期ケースの理解と治療・支援に焦点を当てることとし，唯一，第8章で，心理的・内的なレベルで生じているひきこもり現象について詳しく取り上げることとした。

　全体として，できるだけ重複のないように心がけたつもりではあるが，時期の異なる文章に加筆・修正を加えて再構成していることもあり，いくつかの箇所では内容的に重複している部分がある。たとえば，第10章と11章はいずれも，なかなか本人が受診・相談につながらないことに対する問題意識から考察・執筆したものである。第10章では，おもに受診・相談に対する本人の動機付けについて，第11章では，本人の受診・相談動機の低下に影響していると思われる家族状況について取り上げているが，これらは同一の現象について焦点を換えて検討したものである。

　いくつかの章で事例を提示しているが，匿名性には十分に配慮し，個人を特定し得るような情報はすべて削除，または大幅に修正してある。家族相談

については，多くの事例の一部分を組み合わせて構成した架空事例である。

　また，巻末の初出一覧をご覧いただいておわかりのように，本書には，私の単著論文だけでなく，共著論文に手を入れた原稿も含まれている。共著者には，かつての同僚や共同研究者の他，私一人の経験と知識だけでは十分な内容が書けそうもなかったときに分担執筆をお願いした方々も含まれており，本書の一部にも，そうした共同執筆者の手による文章が含まれている。本書の作成にあたって，何人かの方にはご相談を申し上げたところ，改めて貴重なご示唆，ご助言をいただき，それらを踏まえて加筆・修正作業に取り組むことができた。この場をお借りして，共著者の皆さまに深く感謝を申し上げたい。

　その他，近年，私より若い世代の臨床家・研究者が，ひきこもりケースに対する治療・支援や臨床研究，国際的な比較研究などに取り組み，それぞれ特筆すべき成果をあげていることも強調しておきたい。企画の段階で，それらを積極的に取り上げたいとも考えたが，私の勉強不足のため，本書ではその一部しか紹介できなかった。今後の臨床・研究活動を担ってゆくであろう，彼らの発信にも注目していただきたい。

　『ひきこもりの評価・支援に関するガイドライン』については，一部の内容や概要を紹介するに留めた。また，本書がガイドラインと内容的に重複しないように留意した。ガイドラインは厚生労働省のホームページから全文をダウンロードできるので，ぜひ，ご活用いただきたい。

　さまざまな医療・保健・福祉問題の中でも，ひきこもりケースはとくにアセスメントと対応が難しい。ひきこもりケースに対して，あるいは，治療・支援の経過において生じるさまざまな状況・局面に対応できるだけのスキルを身に付ければ，その他の諸問題にも十分に応用できるのではないかとさえ思う。本書が専門職のスキルアップと，ひきこもりケースへの治療・援助実践の向上に役立つことを願っている。

2017年6月

　　　　　　　　　　　　　　　　　　　　　　　　近藤　直司

目　次

序　章　ひきこもり問題に関する論点と本書の成り立ち　3

第Ⅰ部　ひきこもりの概念と理解

第1章　ひきこもりの概念整理　15
　　Ⅰ　「ひきこもり」の定義について　15
　　Ⅱ　「ひきこもり」の概念について　16
　　Ⅲ　正常心理／病理的現象　19
　　Ⅳ　認識論と支援姿勢との関係　20
　　Ⅴ　ひきこもり問題によって喚起される感情について　22

第2章　ひきこもりの成因論　24
　　Ⅰ　ひきこもりケースの精神医学的診断　24
　　Ⅱ　第Ⅲ軸，Ⅳ軸について　27
　　Ⅲ　本人が来談しないケースについて　29
　　Ⅳ　ひきこもりの背景要因　30
　　Ⅴ　ひきこもりと「精神疾患」「精神障害」について　32
　　Ⅵ　「精神障害」「精神疾患」という概念について　33
　　Ⅶ　ひきこもりケースと精神医学的診断をめぐる混乱について　35
　　Ⅷ　診断の困難性　37

第3章　神経症とひきこもり　40
　　Ⅰ　神経症概念について　40
　　Ⅱ　対人恐怖について　41
　　Ⅲ　ひきこもりと神経症性障害　42
　　Ⅳ　葛藤モデルで理解可能なケースについて　43
　　Ⅴ　神経症性障害を背景とするケースへの治療・支援論　44

第4章　パーソナリティ障害とひきこもり　46
　　Ⅰ　第3群に分類されたケースについて　46
　　Ⅱ　シゾイド（スキゾイド）（Schizoid）の精神病理　47
　　Ⅲ　ひきこもりケースにみられるシゾイドの病理　49

　　　　　Ⅳ　ナルシシズムの病理　51
　　　　　Ⅴ　ナルシシズムの病理とひきこもり　52
　　　　　Ⅵ　自己愛パーソナリティのサブタイプ　54
　　　　　Ⅶ　その他のパーソナリティの病理とひきこもり　55
　　　　　Ⅷ　治療・支援　55

第5章　ひきこもりと発達障害　58
　　　　　Ⅰ　第2群に分類されるケースの詳細　58
　　　　　Ⅱ　ひきこもりと発達障害　58
　　　　　Ⅲ　発達障害ケースへの支援　61
　　　　　Ⅳ　ネットワーク支援のガイドラインについて　64
　　　　　Ⅴ　発達障害についての説明・告知について　65

第6章　ひきこもりケースの包括的アセスメント Global Assessment for Social Withdrawal（GAW）　70
　　　　　Ⅰ　『ひきこもりの評価・支援に関するガイドライン』におけるアセスメント　70
　　　　　Ⅱ　ひきこもりケースの包括的アセスメント Global Assessment for Social Withdrawal：GAW　71
　　　　　Ⅲ　使用マニュアル　72
　　　　　Ⅳ　使用上の留意点　77
　　　　　Ⅴ　事　例　78
　　　　　Ⅵ　ひきこもりのメカニズムを把握することの難しさについて　82

第Ⅱ部　ひきこもりケースの治療と支援

第7章　治療・支援の総論といくつかの留意点　87
　　　　　Ⅰ　『ひきこもりの評価・支援に関するガイドライン』について　87
　　　　　Ⅱ　その他，ひきこもりケースの治療・支援に特徴的なこと　88

第8章　内的なひきこもりへの心理療法的アプローチ　96
　　　　　Ⅰ　本章で取り上げること　96
　　　　　Ⅱ　事　例　96
　　　　　Ⅲ　治療経過　98
　　　　　Ⅳ　考　察　105

第9章　ひきこもりを伴う自閉スペクトラム症とメンタライゼーションに焦点を当てた心理療法　110
　　　　　Ⅰ　自閉スペクトラム症とメンタライゼーション　110

Ⅱ　ひきこもりをきたしている ASD ケースの特徴　111
　　　Ⅲ　外来や相談機関において　112
　　　Ⅳ　児童・思春期精神科における入院治療の経験より　120
　　　Ⅴ　今後の課題　123

第10章　受診・相談への動機づけと先行転移　125
　　　Ⅰ　本人と会えないケースに関する検討課題　125
　　　Ⅱ　治療者・援助者のイメージと治療・援助動機に基づく分類　126
　　　Ⅲ　『わかってほしい』と感じているケース　128
　　　Ⅳ　『わかられたくない』と感じているケース　129
　　　Ⅴ　『この人になら自分のことがわかるはずだ』と感じているケース　130
　　　Ⅵ　本人が治療者に対して『わかりっこないときめてしまっている』ケース　132
　　　Ⅶ　本章で取り上げたこと　137

第11章　本人が受診・相談しないケースにおける家族状況の分類と援助方針　138
　　　Ⅰ　本人が治療・支援を求めないケースの家族状況　138
　　　Ⅱ　第一の悪循環：叱咤激励する親と家族からもひきこもる本人（図１）　139
　　　Ⅲ　第二の悪循環：自責的な親と他罰的な本人（図２）　143
　　　Ⅳ　第三の悪循環：親子のひきこもり相互作用（図３）　146
　　　Ⅴ　三つのタイプに共通すること　148
　　　Ⅵ　治療・援助の進展に伴う家族へのサポートについて　150
　　　Ⅶ　家族支援のあり方について　151
　　　Ⅷ　家族支援，その後　152

第12章　本人は受診・相談しないケースの家族支援　155
　　　Ⅰ　本章で取り上げること　155
　　　Ⅱ　本人に会えないケースの特徴　155
　　　Ⅲ　家族面接におけるアセスメント　156
　　　Ⅳ　家族支援の方法論　158
　　　Ⅴ　本人に会えないケースにおける３段階の目標設定　163
　　　Ⅵ　家族支援に関する論点　164

第13章　幼児期・児童期のひきこもりと家族支援　166
　　　Ⅰ　本章で取り上げること　166
　　　Ⅱ　幼児・学童期におけるひきこもり　167

　　　　Ⅲ　ひきこもりとアタッチメントの障害　　168
　　　　Ⅳ　子どもへの共感的・受容的な関わりを強化するための親への支援
　　　　　　169
　　　　Ⅴ　ひきこもりの長期化に関連する家族背景　　172
　　　　Ⅵ　グループやアウトリーチを活用した親支援　　174

第14章　ひきこもりケースに対するアウトリーチ　　178
　　　　Ⅰ　訪問に関する論点　　178
　　　　Ⅱ　教育分野における議論と施策　　179
　　　　Ⅲ　民間の訪問カウンセリング活動について　　181
　　　　Ⅳ　地域保健活動や児童福祉分野における訪問　　182
　　　　Ⅴ　標準的な訪問の指針　　185

第15章　困難な家族状況と危機状況における支援　　188
　　　　Ⅰ　暴力を伴うケースに対する支援　　188
　　　　Ⅱ　家庭内暴力や巻き込み型の強迫症状を示す児童・思春期事例の入院治療　　193
　　　　Ⅲ　さらに支援が難しい青年期・成人期ケース　　193

第16章　ひきこもりのリスクをもつ子どもと家族への予防的早期支援
　　　　　　196
　　　　Ⅰ　ひきこもりと自閉スペクトラム症　　196
　　　　Ⅱ　ひきこもり親和性の高い自閉スペクトラム症ケースへの早期支援について　　198
　　　　Ⅲ　発達促進的な家族状況　　200
　　　　Ⅳ　特別支援教育の地域格差と不登校　　204
　　　　Ⅴ　義務教育年齢以降の支援について　　205

第17章　ひきこもりケースに対する地域支援と支援体制　　207
　　　　Ⅰ　ひきこもりケースに対するこれまでの地域支援　　207
　　　　Ⅱ　ひきこもり地域支援センターについて　　208
　　　　Ⅲ　ひきこもりケースの三分類と公的支援の法的根拠　　210
　　　　Ⅳ　生活困窮者自立支援法に基づくひきこもり支援施策について　　212
　　　　Ⅴ　今後の地域支援のあり方について　　213

　　　　初出一覧　216
　　　　索　　引　217

第Ⅰ部

ひきこもりの概念と理解

第1章　ひきこもりの概念整理

I　「ひきこもり」の定義について

　「ひきこもり（withdrawal）」は，精神医学や心理学関連の論文や資料において頻繁に目にする用語である。同時に，かなり多様な意味合いで用いられている用語でもある。たとえば，DSM-5においては，パーソナリティ障害の代替モデルの章で，「ひきこもり」は，「他者といるよりも一人を好むこと，社会的状況で寡黙であること，社会的な接触や活動を回避すること，社会的接触に加わらないこと」とされている。

　また，厚生労働省が2010年5月に公表した『ひきこもりの評価・支援に関するガイドライン』[5]は，「様々な要因の結果として社会的参加（義務教育を含む就学，非常勤職を含む就労，家庭外での交遊など）を回避し，原則的には6カ月以上にわたって概ね家庭にとどまり続けている状態（他者と交わらない形での外出をしていてもよい）」を呈しているケースを想定して作成されている。

　さらに，内閣府[7]による『若者の生活に関する調査（ひきこもりに関する実態調査）』では，「自室からは出るが家からは出ない，又は自室からほとんど出ない」「ふだんは家にいるが，近所のコンビニなどには出かける」を狭義のひきこもり，「ふだんは家にいるが，自分の趣味に関する用事のときだけ外出する」を準ひきこもりとしている。

　他にも，いくつかの大規模な調査が実施されているが，こうした定義の他，対象年齢などの違いによって，ひきこもっている人たちの推計値や，

調査から把握される生活実態，支援ニーズはかなり異なったものになる可能性があるので，留意してほしい。

Ⅱ 「ひきこもり」の概念について

ひきこもり問題に関する認識論，つまり，「ひきこもりをどのように捉えるか」という論点については，さまざまな見解が交錯してきた経緯がある。たとえば，ひきこもりと精神障害との関連や，ひきこもりを症状や病理的な現象と捉えるのか，正常範囲のモラトリアムや一過性の退行状態と捉えるのかといった論点に関して，精神科医や心理専門職などの専門家の間でも，ときにはまったく相反するような見解が示されてきた。このことには，ひきこもりという用語が多義的な現象に対して用いられていること，多様な側面をもつこと，肯定的に捉え得る側面と病理性に目を向けるべき側面とが混在していることなどが関連しているものと思われる。このことは，当事者や家族，一般市民やマスコミに大きな影響を及ぼしたばかりでなく，国や自治体の施策化の遅れにつながった側面もあると思われるため，ここでは，「ひきこもり」に関するいくつかの論点を示し，できるだけの整理を試みてみたい。

1．内的なひきこもりと外的なひきこもり

ひきこもりという用語は，DSM-5 で示されたような，対人関係の回避，一人でいようとすること，寡黙であることなど，行動特性としての側面と同時に，より内的・心理的な現象としても用いられる。まず，内的・心理的現象としてのひきこもりについて述べる。

精神分析や精神分析的心理療法に関連した書籍や論文において，ひきこもりは，外界への関心（リビドー）を撤収している，つまり，周囲への興味や関心が減衰する現象として用いられることがある。たとえば，ウィニコット Winnicott, D.W. の著述の中には，クライアントが心理療法中に眠気を催したり，実際に眠ってしまうような場面で，ひきこもりという用

語を用いているものがある。マックウィリアムズ McWilliams, N,[6)] のテキストにおいても，原始的ひきこもりの説明として，過剰な刺激や苦痛にさらされた乳幼児が眠ってしまう現象を例示している。また，同様のメカニズムによって生じる成人のひきこもりとして，他者と関わりをもつことによるストレスを内的ファンタジーの世界の刺激に置き換えてしまう人たちや，自分の意識状態を変性させるために何らかの薬物を使用する性癖をもつ人たちが例示され，ひきこもりと自閉的ファンタジー，つまり，自己の内的世界に関心を振り向け，万能的な空想世界に耽る現象との近接性が指摘されている。以下，本書ではこうした観点を「内的なひきこもり」と呼ぶこととする。

　一方，DSM-5，厚生労働省のガイドライン，内閣府調査などは，対人関係の回避や孤立，寡黙などの行動特性に焦点を当てており，これらは，一般に social withdrawal と呼ばれる状態像ないし症状である。social withdrawal を邦訳する際には，「社会的ひきこもり」という用語が用いられることが多いが，本来，英語の social には「対人関係」の意が強いこと，また，「社会的」という訳語が，対人関係よりも地域社会，文化，経済・雇用状況などを連想させる傾向があることを考慮すると，「社会的ひきこもり」よりも「対人関係からのひきこもり」と翻訳する方が適切なのかもしれない。以下，本書では，こうした側面に焦点を当てる場合に，「外的なひきこもり」または「社会的ひきこもり」と呼ぶ。

　この他にも「ひきこもり」は，他者との間で情緒的な交流をもつことを避けようとする場合にも用いられる。たとえば，面接場面で，それまで体験した出来事や事実関係についてはよく話す人が，そのときどきにどのような気持ちでいたのか，どのような感情を抱いていたのかについては語ろうとしない人，あるいは，就学や就労など，年齢相応の社会参加について大きな問題は生じていないが，よそよそしく，他者と親密な情緒的関係をもとうとしない人たちを「情緒的にひきこもっている（情緒的ひきこもり）」と表現することがある。

2. 症状としてのひきこもりと防衛としてのひきこもり

次に，ひきこもりを症状・状態像として捉える視点と，防衛・適応の一形態として捉える視点について述べる。たとえばシグモンド・フロイトFrued, S.[4]は，ナルシシズムと関連するさまざまな心理的現象について考察した際に，統合失調症と心気症について触れている。統合失調症においては，外界の人や物からリビドーを撤収してしまう現象（つまり，自閉）と，撤収したリビドーが自己に向き変えられることによって誇大妄想という症状が形成される，また心気症においては，関心とリビドーを外界の諸対象から撤収し，自分が気にしている身体器官に集中させることによって心気症状が形成されているとした。これらは，内的なひきこもり現象が精神症状の形成に関連しているとする代表的な精神病理学モデルである。また，上記したDSM-5におけるひきこもりも，何らかの精神障害によって生じる症状ないし状態像として捉えられている。

一方，ひきこもりを深刻な不安や葛藤に対する自己防衛反応として捉える視点がある。たとえばビブリングBibring, G.[1]は，防衛機制の概念整理にあたって，ひきこもりを防衛機制の一つとして位置づけ，「対象への興味や感情の撤収（removal）」と定義している。

また，社会的・外的なひきこもり（social withdrawal）も，さまざまな精神障害によって生じる症状ないし状態像であると同時に，やはり防衛・適応としての側面を併せもつものと考えられる。DSM-Ⅳにおいては，多軸診断，つまり生物－心理－社会的な視点に基づいた包括的なアセスメントの一環として，おもな防衛・適応機制を第2軸に記載する案が示されていた。防衛機制が不安や葛藤に対する無意識的・内的な心理過程であるのに対して，適応という概念は意識的な対処法や行動レベルの対処方法を含む概念であり，DSM-Ⅳにおいて防衛・適応機制は，ユーモア，抑制などの「高度な適応水準」から，「投影の水準」「防衛制御不能水準」に至る7段階に分類され，このうち最も低次な「行為的水準」に「無感情的ひきこもり」が位置づけられていた。無感情的ひきこもりには，生き生きとした感情を抑制・抑圧し，外界への関心を撤収するという内的な現象と同時

に，寡黙になること，孤立を選択すること，対人関係を回避することなどの行動が含まれるものと考えられる。そのような観点からは，厚生労働省のガイドラインが想定しているような長期化した社会的ひきこもりも，外的な症状ないし状態像であると同時に，不安や葛藤を内的に処理しきれない状況で動員される，行動・行為水準の適応手段として解釈することもできる。

たとえば，ある種の強迫症状のように，何らかの不安や葛藤に対して動員・活性化された防衛機制が精神症状の形成につながることがあり，ひきこもり現象は精神症状としての側面と同時に防衛としての側面を併せもつものと理解することができる。

Ⅲ　正常心理／病理的現象

上記の症状／防衛という観点は，ひきこもりを病理的な現象と捉えるか，正常心理の範囲内と捉えるかという議論とも関連する。思春期・青年期において生じるひきこもりの発達的側面に注目した古典的研究としては，たとえば，アンナ・フロイト Freud, A.[3] が，思春期における衝動の高まりによる自我と超自我との不均衡によって，「若者が社会から一歩後退する」という現象が生じることを指摘している。アンナ・フロイトは思春期における一過性のひきこもりに着目しており，禁欲的態度，知性化，孤立，愛情対象からの逃避，理想主義など，一般的な思春期心性と社会的ひきこもりを同列に論じたものと解釈できる。ただし彼女は，上記の記述に加えて，禁欲的態度が頑なに持続する場合や，知性化が生活全般におよび，他者との関係が不安定な同一化によって保たれている場合は，正常発達における一過性の現象と，より病理的な現象との鑑別が困難であることにも言及している。

また，エリクソン Erikson, E.H.[2] も，一連の自我同一性研究においてモラトリアムという心理社会的現象に注目する一方で，自我同一性の確立過程において生じる同一性拡散という症候群を提唱している。以下に要約

する。
①過剰な同一性意識：同一性拡散に陥り始めたときに生じる自意識過剰や自己像へのとらわれ。
②著しい選択の回避：選択の回避は孤立と空虚感を引き起こし，いつまでも選択できる自由な状態に留まろうとする心理機制が一種の麻痺状態を引き起こす。
③親密さの回避：暫定的・遊戯的な親密さでさえも同一性の喪失を引き起こすような対人的融合の恐れを生じさせることから，自分を内的に孤立させ，ごく形式的な対人関係に終始する。あるいは，親密な対象や特定の指導者との合体を望み，それに失敗すると深刻な麻痺状態に陥る。
④時間的展望の拡散：非常な危険が迫っているという切迫感と時間意識の喪失，生活全体の緩慢化。
⑤勤勉さの拡散：勤労感覚の急激な崩壊に悩み，周囲から指示された課題にしか取り組めなくなるか，読書過剰のような一面的活動への自己破壊的没入という形をとる。
⑥否定的同一性の選択：家族や身近な共同体が望ましいとする役割や同一性の放棄と，最も望ましくない危険な対象への倒錯的な同一化。

同一性拡散は，その後，現代の一般的な若者を理解するための社会心理学的な鍵概念としても取り上げられるようになるのだが，もともとは青年期境界例の臨床研究から把握された臨床像であり，現代の臨床感覚としても，同一性拡散の諸特徴をいくつか併せもつようなケースは決して軽い病態ではない。

Ⅳ　認識論と支援姿勢との関係

以上，内的なひきこもりと外的なひきこもり，症状としてのひきこもりと防衛・適応機制としてのひきこもり，正常心理としてのひきこもりと病理的なひきこもりについて述べてきた。これらの区別を意識することは，

見守り，尊重すべきひきこもりと，より積極的にはたらきかけ，でき得る範囲での社会参加を促すべきひきこもりとを鑑別しようとする治療・支援姿勢につながるし，両者を見誤ることは臨床的に大きな過誤を生じさせるかもしれない。

　たとえば，心理療法中にクライアントが体験する眠気や，実際にクライアントが心理療法中に沈黙したり，眠ってしまうような現象が，侵襲的な他者・外界からの関心の撤去であると解釈される局面では，治療者はその対処方法を尊重すると同時に，自らの侵襲性を認識し，非侵襲的な治療姿勢を取り入れることが必要であり，このことは多くの専門家の間で共有しやすい。十分な検討を要するのは，すでに長期化している外的・社会的なひきこもり，あるいは，今後の長期化が懸念される社会的ひきこもりケースについても，同様に非侵襲的な治療・援助姿勢を推奨できるのかどうか，ということである。画一的な「見守り論」によって，積極的なはたらきかけの機会を逸し，長期化したひきこもりケースを専門家が作り出してしまうことを，私は懸念している。

　こうした議論を我々の臨床に活かすためには，他者から脅かされる過酷な体験を一時的に回避すること，距離をとることが妥当であると捉えるのか，また，意味のあるモラトリアムであり，必ずしも病理的ではない一過性の退行と捉えるのか，あるいは，積極的なはたらきかけを要する現象と捉えられるのか，見守りという方針が不毛なひきこもりを放置することになっていないかなどを，それぞれのケースについて，あるいは，治療・支援経過におけるそのときどきの局面について慎重に検討する姿勢を失わないことであろう。

　また，ひきこもりを防衛・適応機制と捉える場合にも，ひきこもりを生じさせている不安，恐怖，葛藤に目を向けてゆく必要があることは言うまでもない。そうでなければ，ひきこもりという現象について有効な臨床的知見を蓄積することは難しいと思う。

V　ひきこもり問題によって喚起される感情について

　もう一点，ひきこもりという現象は私たちに逆転移とも言えそうなさまざまな感情を生じさせることも，見解の相違を生じさせる一因であろう。また，援助者自身の対人関係，対象関係もひきこもり問題の捉え方に影響する。たとえば，援助者が「独りでいたい」という自らの欲求をクライアントに投影し，尊重すべきひきこもりと解釈することがあり得るし，他者と親密になりたいという欲求を投影すれば，そのような欲求をもたないかのようにみえる人たちに対して，正反対の評価に至るかもしれない。

　とくに留意しておかなければならないのは，治療・支援の困難さから生じている自らの無力感を，正常心理として拡大解釈することによって合理化しようとすること，その結果として適切なはたらきかけのタイミングを見過ごすこと，あるいは，必要な治療・支援を提供しようとしないこと，本格的な支援体制整備や治療・支援に関する技術的な検討を怠ることなどであろう。専門家の間に生じる，こうした心理的反応も概念や認識論に影響を及ぼしてきたのではないかと思う。

　この他，ひきこもり問題に関して非病理的な側面を強調してきた専門家の中には，ひきこもり問題に対するスティグマを軽減させたいと願っている人たちもいると思われる。その意図が理解できないわけではないが，専門家が示す楽観的な見解は，本人にそのような意図がないとしても，本格的・専門的な治療・支援の不要論や，一部にみられるような明らかに不適切な行政施策を助長する危険性があることを認識しておく必要がある。

引用文献

1) Bibling G (1961) Glossary of Defenses. The Psychoanalytic Study of the Child, 16: 62.
2) Erikson EH (1959) Identity and The Life Cycle : Selected Papers on Psychology Issues. Monograph, Vol.1, no.1. International Universities Press.（小此木啓吾編訳 (1973) 自我同一性―アイデンティティとライフサイクル．誠信書房）

3）Freud A（1966）The Writings of Anna Freud. Volume II, The Ego and the Mechanisms of Defense. International Universities Press.（牧田清志，黒丸正四郎監修，黒丸正四郎，中野良平訳（1982）アンナ・フロイト著作集第2巻　自我と防衛機制．岩崎学術出版社）
4）Frued S（1914）On Narcissism : An Introduction.（懸田克躬，吉村博次訳（1969）ナルチシズム入門．フロイト著作集5．日本教文社）
5）厚生労働省（2010）ひきこもりの評価・支援に関するガイドライン．http://www.mhlw.go.jp/stf/houdou/2r98520000006i6f.html
6）McWilliams N（1994）Psychoanalytic Diagnosis : Understanding Personality Structure in Clinical Process. Guilford Press.（成田善弘監訳，神谷栄治，北村夫美訳（2005）パーソナリティ障害の診断と治療．創元社）
7）内閣府政策統括官（2010）若者の生活に関する調査，報告書．

第2章 ひきこもりの成因論

I　ひきこもりケースの精神医学的診断

　ひきこもりケースの精神医学的背景は，統合失調症，妄想性障害，社交恐怖症，強迫性障害，適応障害（不安と抑うつ気分の混合を伴うもの，慢性），心的外傷後ストレス障害，パーソナリティ障害，自閉スペクトラム症などの他，軽度知的障害に適応障害や広場恐怖が合併したケース，あるいは自閉スペクトラム症に社会恐怖症や身体症状症，強迫性障害などが合併したケース，以前に頻発したパニック発作の予期不安によって外出が制限されてきたケースなど，かなり多様である。

　厚生労働省[4]による『ひきこもりの評価・支援に関するガイドライン』の作成にあたって，私たちは，岩手県精神保健福祉センター，石川県こころの健康センター，さいたま市こころの健康センター，和歌山県精神保健福祉センター，山梨県立精神保健福祉センターの5機関において，2007年度から2009年度の相談ケースのうち，上記の定義に当てはまる16歳から35歳までのすべてのケース（ただし，30～35歳のケースについては，ひきこもり始めた年齢が30歳以前のものに限定）について検討した[3]。

　対象となったのは337件で，男女比は，男性225件（74.8％），女性85件（25.2％），平均年齢は24.2歳であった。ひきこもり始めた年齢の平均は20.1歳であったが，8歳からひきこもり始めたケースもあり，平均年齢に注目するだけでなく，個別性に注目することが重要であると思われた。ひきこもりの期間は平均4.3年であった。337件の概要を表1に示

表1

		N	%
性別	男性	252	74.8
	女性	85	25.2
年齢	平均（SD）		24.2（±5.4）
	最年少		16
	最高齢		34
ひきこもり始めた年齢	平均		20.1±4.7
	最年少		8
	最高齢		34
支援につながるまでの期間	平均(年)(SD)		4.3（±4.1）
	最短		0
	最長		25年11カ月
学歴	中卒	116	34.40
	高卒	133	39.5
	大学・短大卒	86	25.5
	不明	2	0.6
職歴	正規雇用	50	14.8
	非常勤	115	34.1
	未経験	86	25.5
	不明	2	0.6
不登校歴	あり	177	52.5
	なし	150	44.5
	不明	10	3
GAF	0-10	0	0
	11-20	11	3.3
	21-30	42	12.5
	31-40	138	40.9
	41-50	116	34.4
	51-60	19	5.6
	61-70	2	0.6
	71-100	0	0
	不明	9	2.7
	平均（SD）		38.9（±9.0）
	最低		17
	最高		65

す。ほとんどのケースは家族からの相談によって事例化していたが，調査期間内に本人が来談した183件を対象として，DSM-Ⅳ-TR（DSM第4版，新訂版）に基づいて多軸的に診断した。

　アメリカ精神医学会がDSM-Ⅲ，Ⅳ，Ⅳ-TRで採用していた多軸診断

表2　DSM-Ⅳにおける多軸診断

第Ⅰ軸	臨床疾患，あるいは臨床的関与の対象となることのある他の状態
第Ⅱ軸	パーソナリティ障害と知的障害（パーソナリティ障害の閾値には達しないような非適応的なパーソナリティの特徴，および非適応的な防衛機制の習慣的使用を記述しても良い）
第Ⅲ軸	精神疾患の理解・マネジメントに関連する一般身体疾患
第Ⅳ軸	心理社会的・環境的問題
第Ⅴ軸	機能の全体的評定

は，臨床的状況の複雑さを捉える必要性と，同一の診断名であっても個々のケースは非均質であるという認識に基づき，臨床，教育，研究における生物－心理－社会モデルの適用を促進することを目的としていた。多軸診断の構成を表2に示す。

上記183件のうち147件でⅠ軸，Ⅱ軸診断が確定した。いずれの診断基準も満たさないと判断されたケースは1件のみであった。この調査結果は，一部のマスメディアでは，「それ以外の35件には精神障害がなかった」と誤報されたが，診断保留となった35件には，幻覚妄想状態や重篤な強迫症状などが把握されたために速やかに医療機関につなぎ，精神保健福祉センターにおいては確定診断に至らなかったケースの他，広汎性発達障害が強く疑われたものの，乳幼児期の発達歴が聴取できなかったケースが多く含まれており，充分な情報が収集できていれば，何らかの確定診断に至っていたものと推測された。

また，診断が確定したケースについては，治療・援助方針までを含めて以下の三群に分けて集計した[2]。

〈第1群〉統合失調症や気分障害，不安障害などを主診断とし，薬物療法などの生物学的治療を含めた精神医学的介入が必要ないしは有効と判断されたもの。生物学的治療の他，病状や障害に応じた心理療法的アプローチや，福祉的な生活・就労支援が治療・支援の主体となる。

〈第2群〉ひきこもりの発現に何らかの発達障害が関連しており，治療・

援助においても発達支援の視点が不可欠と判断されたもの。個々の発達特性を踏まえた心理療法的アプローチや福祉的な生活・就労支援が中心となることが多いが，併存障害（うつ状態や不安・緊張感，被害感など）に対する精神医学的治療が必要な場合もある。

〈第3群〉パーソナリティ障害（ないしは，その傾向［trait］）や身体表現性障害などの神経症的傾向，あるいは，薬物療法が無効ないしは補助的な手段に留まるような気分障害や不安障害など，心理－社会的支援が中心になると判断されたもの。

147件のうち，第1群に分類されたケースは49件（33.3％），第2群が47件（32.0％），第3群が51件（34.7％）という結果であった。各群の第Ⅰ軸，Ⅱ軸，Ⅲ軸，Ⅳ軸診断を表3，4，5に示す。

この調査では，研究を目的とした厳密な診断手続きである半構造化面接（Structured Clinical Interview for DSM‐Ⅳ Axis-1 Disorders：SCID）などを実施していないが，単独施設の調査で生じやすい診断の偏りが多施設共同研究によって，ある程度補正されていると考えられること，また，それぞれの施設に複数の精神保健福祉専門職から構成される診断会議を設置し，合議によって診断を確定するという手続きを経ていることから，ひきこもりケースの精神医学的診断に関しては，現時点において最もエビデンスの高い調査であると考えられる。

Ⅱ 第Ⅲ軸，Ⅳ軸について

上記183件のⅢ軸診断については，自己免疫性の慢性疾患，肥満，頭部湿疹，心身症と思われる消化器疾患と皮膚疾患，後天的な身体障害などがみられた。

Ⅳ軸診断については，家族の健康問題，親の精神障害や知的障害，両親の離婚や不仲，親子間の葛藤などの他，家族のうつ病や自殺，児童期・思春期における虐待，本人の発達特性についての家族の理解不足，経済的問

表3 第1群の概要 (n=49)

Axis		
AxisⅠ・Ⅱ	統合失調症および他の精神病性障害	n = 17
	気分障害	16
	不安障害	14
	パーソナリティ障害	5
	通常,幼児期,小児期または青年期に初めて診断される障害	3
	適応障害	1
	他のどこにも分類されない衝動制御の問題	1
	身体表現性障害	1
AxisⅢ・Ⅳ	家族問題	28
	身体疾患	10
	教育上の問題	4
	経済的問題	3
	その他	3
転帰	社会参加	10
	精神科治療	24
	他機関紹介	1
	支援継続	9
	中断	5

表4 第2群の概要 (n=47)

Axis		
AxisⅠ・Ⅱ	通常,幼児期,小児期または青年期に初めて診断される障害	n = 48
	不安障害	6
	適応障害	4
	気分障害	3
	統合失調症および他の精神病性障害	1
	解離性障害	1
AxisⅢ・Ⅳ	家族問題	19
	教育上の問題	5
	身体疾患	2
	経済的問題	2
	その他	9
転帰	社会参加	5
	精神科治療	5
	他機関紹介	12
	支援継続	22
	中断	3

題,家族機能の低さによる介入の遅れ,親の過干渉などの家族問題の他,学校でのいじめや不適切な学校環境,能力的に困難な勤務条件,度重なる就職活動の失敗など,家庭外での問題が記載されたものもあった。

表5　第3群の概要（n=51）

Axis I・II	パーソナリティ障害	n = 27
	不安障害	23
	気分障害	7
	適応障害	7
	身体表現性障害	2
	摂食障害	2
	通常，幼児期，小児期または青年期に初めて診断される障害	1
	解離性障害	1
	性同一性障害	1
Axis III・IV	家族問題	37
	教育上の問題	5
	経済的問題	3
	身体疾患	2
	その他	1
転帰	社会参加	11
	精神科治療	7
	他機関紹介	2
	支援継続	26
	中断	5

　とくに第3群において何らかの社会的・環境的要因が把握されているケースが多く，治療・援助においては，本人に対する心理−社会的支援に加えて，家族療法的なアプローチや環境調整がとくに重視されるものと思われた。

III　本人が来談しないケースについて

　以前は，本人が来談・受診しないのは，本人がそれほど生活上の困難を感じていないことや，精神症状による苦痛が少ないことの表れであり，本人の病理性が低いことを意味しているのであろうという推測を述べる専門家もいたが，家族を対象にした相談活動や心理教育プログラムなどの試みが全国的に展開されようになった現在，まったく異なる印象を抱いている治療者・援助者が多いものと思われたため，本人が来談したケースと来談しないケースとの間で比較・検討を行った。

その結果，家族相談のみで本人が来談しなかったケースのうち，本人がいずれの医療機関や相談機関も利用していないケースは，精神症状の重症度や社会的機能水準を評価するためのⅤ軸「機能の全体的評定尺度（The Global Assessment for Functioning：GAF）」の評価点が有意に低かったことから，さらに深刻なケースが多く含まれていることも明らかになった。また，家族からの情報によって，明らかに生物学的治療を要すると判断されるものも少なくなかった。

調査期間内に本人の来談に至らなかったケースと，1年以上の家族相談を経てようやく本人が来談したケースについても，本人の来談が難しかった要因について検討した結果，以下のような知見を得た。第一に，著しい頑なさや生活が変化することや新しい状況に直面することへの抵抗感や回避傾向が極端に強いなど，本人側の要因がある。第二に，本人の反発や不機嫌を恐れて本人に受診・相談を促すことができない，あるいは，明らかに不適切と思われるようなはたらきかけを続けているなど，家族側の要因がある。第三に，家族だけの相談に対する具体的な方法論をもちあわせていないという，援助者側の支援技術の問題がある。

家族だけの相談・支援は，多くの援助者が困難であると感じているものと思われるため，本書でも，いくつかの章で取り上げることとする。

Ⅳ　ひきこもりの背景要因

ひきこもりという現象は生物的−心理的−社会的な要因が絡み合って形成されているという認識が多くの専門家・臨床家に共有されている。たとえば，本人の傷つきや症状・状態像の悪化，あるいは反発や暴力を恐れて生活の変化や受診・相談を促すことができない，本人が抱えている心理的・精神的問題や今後の生活について話し合うことができない，適切な対処行動がとれないなど，家族側の要因が問題の長期化に深く関連している場合がある。また，ひきこもりに至った経緯を学校や職場の状況との関連から検討してみること，それらが本人にとってどのような体験であったのかを

把握することも必要である。

　文化・社会的な要因としては，子ども・若者の自立をめぐる価値観や家族文化，若者の就学・就労環境の問題などが指摘されている。また，男性のケースが多いことに関する社会学的解釈としてジェンダーの視点を強調する専門家もいる。男性の社会参加が義務づけられている社会においては，男性は女性よりも重いプレッシャーやスティグマを抱えやすく，そのことがさらに問題を深刻化させているといった視点である。

　以上のような知見を踏まえて，今日的なひきこもり問題の背景要因をまとめおきたい。まず，深刻な社会的ひきこもりをきたしている人のほとんどは，何らかのメンタルヘルス問題ないし精神疾患や発達障害による生活機能障害を有している。同時に，ひきこもり問題は家族状況や学校・職場などの環境要因，文化的背景や社会状況などが深く関与しているものと思われる。これら生物的－心理的－社会的な諸要因を包括的に捉え，ひきこもりのメカニズムを的確に把握するために，充分な訓練と経験を積んだ精神保健福祉専門職が必要とされている。個人精神病理と社会病理とでは，どちらの影響が強いのかという論点については，現時点では二律背反に陥らず，個々のケースをバランスよく捉えるということに尽きるのではないかと思う。

　また，上記のような調査結果は，一般市民やマスコミには，「ひきこもりケースのすべてに精神科医療（薬物療法，生物学的治療）が必要である」という誤解を生じさせやすいようである。しかし，診断によって明らかになったのは，生物学的治療を必須とするケースや薬物療法の有効性に期待できるケースよりも，心理－社会的な支援が中心となるケースの方が多いことであり，このことは非医療的な支援の重要性をも意味している。また，治療・支援にあたって，専門職はこのことを理解し，本人・家族に対して丁寧に説明する必要がある。

　ひきこもりの背景要因は多様であり，原因・対策を一様に論じることができないことも明らかである。治療・支援の質を高めるためには的確で包括的なアセスメントが不可欠であり，国や自治体の支援施策について考え

る上でも，この観点は極めて重要である。

V　ひきこもりと「精神疾患」「精神障害」について

　上記の調査結果を踏まえて，ひきこもりと「精神障害」「精神疾患」との関連についても整理しておきたい。
　DSM-5は「精神疾患」を厳密に定義することの難しさを認めつつ，「精神疾患とは，精神機能の基盤となる心理学的，生物学的，または発達過程の機能障害によってもたらされた，個人の認知，情動制御，または行動における臨床的に意味のある障害によって特徴づけられる症候群である。精神疾患は通常，社会的，職業的，または他の重要な活動における著しい苦痛または機能低下と関連する。よくあるストレス因や喪失，例えば，愛する者との死別に対する予測可能な，もしくは文化的に許容された反応は精神疾患ではない。社会的に逸脱した行動（例：政治的，宗教的，性的に）や，主として個人と社会との間の葛藤も，上記のようにその逸脱や葛藤が個人の機能障害の結果でなければ精神疾患ではない」と定義している。つまり，後段の除外要件に該当せず，DSM-5で採用された診断カテゴリーのいずれかの基準を満たし，かつ，苦痛や社会的機能の低下を生じているものが精神疾患であると解釈することができる。
　上記の調査研究はDSM‐Ⅳ‐TRに基づいているが，基本的な概念は同様である。たとえば，何らかの不安によってひきこもりが生じていると判断されたものの，特定の診断カテゴリーに該当するには至らないケースには「特定不能の不安障害」が付与されている。また，「大うつ病（major depression）」の基準を満たさず，「小うつ病（minor depression）」や「特定不能の気分障害」が付与されているケースもある。つまり，何らかの不安・恐怖症状・情緒体験が把握・同定されれば，そのケースは「不安障害」のいずれかに当てはまることになるし，何らかの抑うつ関連症状や抑うつ的な情緒体験が把握されれば，「特定不能の気分障害」までを含め，気分障害のうち何らかの診断が付与されることになる。

また，DSM-IV-TRでは，パーソナリティ障害の閾値に達していない不適応的なパーソナリティを「パーソナリティ傾向」として記載することができたので，シゾイド，回避性，依存性，強迫性など，何らかのパーソナリティの特徴が把握されたケースでは，それらがII軸に記載された。

さらに，社会的・外的なひきこもりという症状・状態像は社会的機能水準としてはかなり低いものとして評価される。DSM-IV-TRで採用されていた「機能の全体的評定GAF」（次頁資料参照）に準拠した場合，21-30，31-40，41-50レベルの評価となり（表1），精神疾患の定義で示された「社会的機能の低下」に該当する。また，「疾患」と「障害」とは厳密に区別されていないし，両者の関係性についてもとくに言及がない。以上のことから，ひきこもりケースのほとんどは「精神疾患」「精神障害」に当てはまることになる。そこで，次に「精神疾患」「精神障害」の概念について確認しておきたい。

VI 「精神障害」「精神疾患」という概念について

わが国の精神保健および精神障害者福祉に関する法律（精神保健福祉法）において「精神障害者」は，「統合失調症，精神作用物質による急性中毒又はその依存症，知的障害，精神病質その他の精神疾患を有する者」と定義されているが，「その他の精神疾患」の範囲は明確ではないし，むしろ，条文においては「精神疾患」の定義には踏み込まないという意図も感じられる。

DSM-5においては，上記のとおり，精神疾患の定義，範囲が示されているが，これらとは別に，従来，わが国の精神保健福祉領域においては，おもに統合失調症と躁うつ病を「精神疾患」，そして，それらによって生じる生活のしづらさ（生活機能障害）を「精神障害」と呼んできた経緯もある。

このように，「精神疾患」「精神障害」という用語は，指し示す範囲が極めて曖昧な，多義的な用語である。これまで，「ひきこもりと精神障害」

資料　機能の全体的評価（GAF）尺度

精神的健康と病気という1つの仮想的な連続体に沿って，心理的，社会的，職業的機能を考慮せよ．身体的（または環境的）制約による機能の障害を含めないこと．

コード（注：例えば，45, 68, 72のように，それが適切ならば，中間の値のコードを用いること）

100 ｜ 91	広範囲の行動にわたって最高に機能しており，生活上の問題で手に負えないものは何もなく，その人に多数の長所があるために他の人々から求められている．症状は何もない．
90 ｜ 81	症状がまったくないか，ほんの少しだけ（例：試験前の軽い不安）．すべての面でよい機能で，広範囲の活動に興味をもち参加し，社交的にはそつがなく，生活に大体満足し，日々のありふれた問題や心配以上のものはない（例：たまに家族と口論する）．
80 ｜ 71	症状があったとしても，心理的社会的ストレスに対する一過性で予期される反応である（例：家族と口論した後の集中困難）．社会的，職業的，または学校の機能にごくわずかな障害以上のものはない（例：一時的に学業で後れをとる）．
70 ｜ 61	いくつかの軽い症状がある（例：抑うつ気分と軽い不眠），または，社会的，職業的，または学校の機能にいくらかの困難はある（例：時にずる休みをしたり，家の金を盗んだりする）が，全般的には機能はかなり良好であって，有意義な対人関係もかなりある．
60 ｜ 51	中等度の症状（例：感情が平板で，会話がまわりくどい，時にパニック発作がある），または，社会的，職業的，または学校の機能における中等度の困難（例：友達が少ししかいない，仲間や仕事の同僚との葛藤）
50 ｜ 41	重大な症状（例：自殺念慮，強迫的儀式が重症，しょっちゅう万引する），または，社会的，職業的，または学校の機能におけるなんらかの深刻な障害（例：友達がいない，仕事が続かない）
40 ｜ 31	現実検討かコミュニケーションにいくらかの欠陥（例：会話は時々非論理的，あいまい，または関係性がなくなる），または，仕事や学校，家族関係，判断，思考，または気分など多くの面での重大な欠陥（例：抑うつ的な男が友人を避け，家族を無視し，仕事ができない，子供がしばしば年下の子供をなぐり，家庭では反抗的であり，学校では勉強ができない）
30 ｜ 21	行動は妄想や幻覚に相当影響されている，またはコミュニケーションか判断に重大な欠陥がある（例：時々，滅裂，ひどく不適切にふるまう，自殺の考えにとらわれている），または，ほとんどすべての面で機能することができない（例：1日中床についている，仕事も家庭も友達もない）．
20 ｜ 11	自己または他者を傷つける危険がかなりあるか（例：はっきりと死の可能性を意識しない自殺企図，しばしば暴力的になる，躁病性興奮），または，時には最低限の身辺の清潔維持ができない（例：大便を塗りたくる）．または，コミュニケーションに重大な欠陥（例：大部分滅裂か無言症）
10 ｜ 1	自己または他者をひどく傷つける危険が続いている（例：暴力の繰り返し），または最低限の身辺の清潔維持が持続的に不可能，または，はっきりと死の可能性を意識した重大な自殺行為
0	情報不十分

については相反するような見解が示され，多くの混乱を生じてきたが，その要因の一つは，「精神障害」の定義・範囲を明確にしないままに両者の関係を論じようとしたことにある。上記のように，国際的診断基準で示されている診断カテゴリーをすべて「精神疾患」「精神障害」と捉えれば，「ひきこもりケースのほとんどは精神疾患をもっている」ということになるし，たとえば，統合失調症や双極性障害を「精神疾患」「精神障害」と捉えれば，確かに「精神障害によるひきこもり」が突出して多いわけではない。

　以上を踏まえ，メンタルヘルスの専門家同士においても，「精神障害」の捉え方を確認しながらひきこもり問題に関する議論を進める必要があるし，当事者や家族，マスコミなどに説明する際にも，「精神障害」という用語の使用には極めて慎重な配慮が求められる。

Ⅶ　ひきこもりケースと精神医学的診断をめぐる混乱について

　まず，今日的な青年のひきこもりが精神医学において，あるいは社会一般において，どのように捉えられてきたのか，その現状と問題点について整理しておきたい。

　外的・社会的なひきこもりは，精神医学ではひきこもりを症状ないしは状態と捉えるのが一般的であり，症状・状態の背景には，その原因となる疾患・障害が存在するというのが基本的な考え方であった。しかし，こうした精神医学的常識は，社会的ひきこもりの「定義」が普及した頃から，にわかに混乱し始めたように思われる。たとえば斎藤[5]は，「社会的ひきこもり」を「二十代後半までに問題化し，六カ月以上，自宅にひきこもって社会参加をしない状態が持続しており，ほかの精神障害がその第一の原因とは考えにくいもの」と定義し，同時に，「社会的ひきこもり」は診断名ではなく，自らが「社会的ひきこもり」と呼ぶ事例は国際診断基準では社会恐怖と回避性パーソナリティ障害のいずれかに分類されるとも述べた。「ほかの精神障害がその第一の原因とは考えにくい」というのは，独立した診断カテゴリーであることを示す常用表現なので，この説明が矛盾

していることは明らかなのだが，むしろ，かなり多くの専門家が，その妥当性についての検証を欠いたまま，上述の「定義」を一つの診断カテゴリーのように解釈したことに大きな問題があったように思う。

　こうして，「社会的ひきこもり」という用語が症状や状態像を指すのか，あるいは診断名なのか，社会的交流や社会参加の機会をもとうとしないが，それほど病理的とも言えないような若者たちを指す用語なのか，混沌とした状況に陥っていったように思われる。これと同時に，個人精神病理（生物的－心理的側面）と家族状況や時代・文化・社会的背景（社会的側面）が関連し合って形成されているという問題認識から生物学的な視点が欠落し，心理－社会的な側面ばかりが強調されるようになった。「ほかの精神障害が第一の原因とは考えにくい」という記述を，「社会的ひきこもりの本人には病理性がない」と解釈した心理学領域の論評や，「ひきこもりは精神科医療の対象ではない」と言い切る精神科医も現れた。診断名として「社会的ひきこもり」を用いた学会発表に対して，海外の精神科医が「ひきこもりは症状ではないのか」「診断には国際的な診断基準を使用するべきである」と厳しく批判する場面に居合わせたこともある。一時期，一部の民間支援団体による，「ひきこもりは甘えである」「ひきこもりには厳しく接しなければならない」という偏った画一的解釈や犯罪的な活動が多発したのも，このような概念の混乱が一因となったように思われるのである。

　前章でも述べたように，ひきこもりという問題やひきこもっている人たちに相対したとき，私たちにはさまざまな感情が引き起こされるし，さまざまな立場，領域において，自論の正当性を主張する人たちがいることは当然であろう。精神保健福祉センターに来談した人たちを対象としている点に着目し，私たちの調査がひきこもる青年たちの全体像を捉えていないとする批判も耳にしたが，ひきこもり状態にある人たちのうち，公的相談機関に来談した人と，民間支援団体の施設を利用した人が質的に異なるという反論は根拠を欠くように私には思われる。

Ⅷ 診断の困難性

精神症状が見逃されたり，さまざまな理由で診断に困難を伴うようなケースが少なくないことも，「ひきこもり」概念の混乱に大いに関連しているものと思われるため，診断をめぐる課題についても検討してみたい。

1. 内的なひきこもりついて

問題の性質上，ひきこもりケースには治療中断例が少なくない。また，クライアントはしばしば情緒的にもひきこもっており，自らの内的体験を語ることや，困っている問題について話すことにさえ抵抗感を抱いていることもある。こうした場合，治療・援助関係が維持できたとしても，それだけでケースについての理解が深まるわけではない。これらは，内的にひきこもっている人を理解しようとする際に直面する基本的な難しさでもある。

2. 「精神症状がみられない」とされるケースについて

多くの治療者・援助者が，深刻な社会的ひきこもりを生じさせるだけの精神症状を把握できないケースに直面している現状もある。この点について，ひきこもりケースの中には何らかの精神症状によってひきこもりが生じているというよりも，ひきこもりそのものが一義的な問題として捉えられる一群があると指摘する臨床家もいる。

たとえば塩路ら[6]は，強迫行為や外出恐怖，赤面恐怖など神経症的な焦点が比較的明確で，症状化することを回避しようとする結果，ひきこもりが生じている事例を「二次的なひきこもり」とし，症状の焦点が漠然としており，当初からひきこもりそのものが中心的な問題となっているものを「一次的なひきこもり」と呼んだ。ここで「一次的なひきこもり」に分類された事例の精神医学的診断は，対人恐怖と回避性パーソナリティ障害が中心である。同様に衣笠[1]は，精神病症状や神経症症状が顕著ではなく，

ひきこもりそのものが主な特徴である一群のケースを「一次的ひきこもり」と呼び，シゾイドパーソナリティ障害，回避性パーソナリティ障害，自己愛パーソナリティ障害によって構成されるとしている。

　しかし，これらのひきこもりケースには，シゾイドの中心的な病理としての迫害不安や他者と親密になることをめぐる葛藤，自己愛的な傷つき，劣等感を刺激されることへの恐れなどがみられ，外的・社会的なひきこもりがそれらの情緒体験や心理的メカニズムによって生じていることを考慮すれば，「一次的」という用語は馴染まないように思われるし，国際的な診断基準に準拠しない新たな疾患概念が提唱されることで，これまでと同質の混乱が続くことが懸念される。

　また，ひきこもった生活を送っているときには，その原因となっている精神・神経症症状は目立たず，家族や知人からのはたらきかけの結果，初めて身体表現性障害や不安障害が確認されるケースがある。ICD‐10では広場恐怖と社会恐怖について，「一貫して恐怖症的な状況を回避することができるので，ほとんど不安を体験しない者もいることに留意しなければならない」という記載があり，ひきこもって刺激を回避している人の恐怖症性不安障害は見逃されやすいと解することができる。本人が診察や相談の場面で，これらの症状を自ら報告しない場合，不安障害や身体表現性障害は，さらに見逃される可能性が高くなるものと思われる。

　また，ひきこもりケースの中に広汎性発達障害，自閉スペクトラム症と診断されるケースが含まれていることが広く知られるようになったものの，乳幼児期には明らかな発達・行動所見を示さず，青年期に至って初めて診断される発達障害については，現在においても，精神科医の診断技術に関して多くの課題を残している。

　本人が語れない，治療者・援助者が把握できないことはあっても，原因もなくひきこもりが生じることはあり得ないし，専門家はそれらを把握しようと努める姿勢を常にもち続けるべきであるというのが本書の一貫した姿勢である。

引用文献

1) 衣笠隆幸 (2000) 自己愛とひきこもり―精神保健福祉センターの相談状況. 精神療法, 26(6); 586-594.
2) 近藤直司, 岩崎弘子, 小林真理子, 他 (2007) 青年期ひきこもりケースの精神医学的背景について. 精神神経学雑誌, 109; 834-843.
3) Kondo N, Sakai M, Kuroda Y, et al (2011) General condition of hikikomori (prolonged social withdrawal) in Japan : Psychiatric diagnosis and outcome in the mental health welfare center. International Journal of Social Psychiatry, 59; 79-86.
4) 厚生労働省 (2010) ひきこもりの評価・支援に関するガイドライン. http://www.mhlw.go.jp/stf/houdou/2r98520000006i6f.html
5) 斎藤 環 (1998) 社会的ひきこもり. PHP新書.
6) 塩路理恵子, 久保田幹子, 中村 敬 (2000) 神経質とひきこもり. 精神療法, 26(6); 549-556.
7) 諏訪真美, 鈴木國文 (2002)「一次性ひきこもり」の精神病理学的特徴. 精神神経誌, 104(12); 1228-1241.

第3章　神経症とひきこもり

I　神経症概念について

　現在，神経症はいくつかの観点を包含した概念となっている。第一に，根源を幼児期の生活史に見出し，無意識的な葛藤・不安とその解決として動員された防衛機制によって神経症症状が形成されるという精神分析的なモデルがある。第二に，器質性精神疾患と内因性精神疾患から区別される，心因に基づく精神疾患概念としての神経症がある。第三に，こうした分類・鑑別と関連して，たとえば病識の有無や現実検討能力の障害をもって神経症と精神病とを区別するような病態水準としての観点がある。それらをさらに発展させたカンバーグ Kernberg, O. は，自我同一性，防衛機制，現実検討能力の評価を根拠として，神経症パーソナリティ水準，境界パーソナリティ水準，精神病パーソナリティ水準という三段階のパーソナリティ構造を概念化した。第四に，ICD-10において，「F4　神経症性障害，ストレス関連障害および身体表現性障害」としてまとめられたように，上記の葛藤モデルのような原因論的仮説を排除し，記述的・症候学的な意味に限定して用いられる神経症概念がある。F4には，恐怖症性不安障害，強迫性障害，重度ストレス反応および適応障害，解離性（転換性）障害，身体表現性障害など，かなり多彩な診断カテゴリーが含まれ，歴史的に神経症の一型として捉えられていた疾患概念がここに集約されている。

表1　症状の内容に基づいた分類
赤面恐怖, 視線恐怖, 表情恐怖, 自己視線恐怖, 体臭恐怖, 吃音恐怖, 頻尿・頻便恐怖, 醜形恐怖など

表2　発現状況に基づいた分類
大衆恐怖, 広場恐怖, 演説恐怖, 談話恐怖, 電話恐怖, 朗読恐怖, 長上恐怖, 会食恐怖, 嘔吐恐怖など

Ⅱ　対人恐怖について

　対人恐怖は,「対人場面において耐え難い不安・緊張を抱くために, 対人場面を恐れ・避けようとする神経症の一型」(現代精神医学事典, 2011)と定義されている。わが国において1920年代から詳細に検討されてきた疾患概念であり, さまざまな病態, 病理水準を含み込んだ広範な疾患概念に発展した歴史的経緯がある。

　対人恐怖は, 症状の内容や発現状況などに応じて, 表1, 2のように類型化されてきた。

　その後, 対人恐怖はさらに広範な病態を含み込み, 社交恐怖, 全般性不安障害, 強迫性障害, 身体醜形障害の他, 妄想性障害, 回避性パーソナリティ障害, 境界性パーソナリティ障害, 統合失調症の一部と重複するまでに拡張したため, 病態水準に応じた類型化も必要となった(表3, 4)。

　以上のように, 対人恐怖概念は神経症圏の病態水準を越えて, 境界水準から精神病水準にまで及ぶ広汎な疾患概念となっている。臨床的には, 操作的な診断基準のうち, どのカテゴリーに当てはまるか, といった捉え方だけでなく, 対人関係やその他の社会的な場面において生じ得るさまざまな不安や恐怖に関する網羅的な概念と捉え, ひきこもりのメカニズムを把握・同定することを推奨したい(第6章を参照)。

　また, 笠原[1]は,「対人恐怖症者が自宅にひきこもり, 外界との交流を中断することによって不安から逃れようとするが, それは将来の見通しのない絶望的な選択に過ぎず, 友人や同僚らから自分だけが取り残された孤独感と現実生活の破綻をきたすことで, 抜け出すことの困難な深く暗い, 非現実の正解に入り込んでしまう」と指摘しており, 個々のケースにおけ

表3　病理水準による分類①

対人恐怖定型例／確信型対人恐怖：
　自分の欠点（臭い，視線，表情，容姿など）のために，周囲に迷惑をかけたり，嫌な思いをさせていると確信しているタイプ
対人恐怖軽症例／緊張型対人恐怖：
　現在の社交恐怖に相当するタイプ

表4　病理水準による分類②

第1群：青春期に一時的にみられる群
第2群：恐怖症段階に留まる群（現在の社交恐怖に相当）
第3群：関係妄想を帯びている群（重症対人恐怖とも呼ばれ，確信型対人恐怖に相当）
第四群：前統合失調症症状や統合失調症の回復期にみられる群

るひきこもりのメカニズムを把握する際に，ひきこもることによって二次的に生じる「悪循環」という視点を併せてもつことが必要である。

Ⅲ　ひきこもりと神経症性障害

　一方，アメリカ精神医学会では，DSM‐Ⅲ以降，神経症概念は採用されておらず，ICD‐10において神経症性障害に包含されている多くの診断カテゴリーは，不安障害，ストレス関連障害，適応障害などに分散している。第2章で紹介した調査研究[2]もDSM‐Ⅳ‐TRに基づいているため，ひきこもりと神経症との関係は直接的にはみえにくいのだが，診断が確定した147件のうち，第1群から3群までのすべてに，ICD‐10であればF4（神経症性障害，ストレス関連障害および身体表現性障害）に分類される診断が付与されているケースがあり，とくに第1群と第3群において，不安障害は，ひきこもりを生じさせる中心的な精神医学的問題の一つである。

　その他，第1群と第3群に分類されたケースには，適応障害，身体表現性障害，摂食障害，解離性障害と診断されたケースが含まれているし，広汎性発達障害と軽度精神遅滞（知的障害）などの発達障害を主診断とする

第2群のケースの中にも，不安障害，適応障害，解離性障害など，ICD-10であればF4に分類される精神医学的問題が併存しているものがある。

以上の結果から，とくに不安障害がひきこもり問題と関連が深いことがわかる。また，上記の調査では把握されていないが，ICD-10には，外傷後ストレス障害が持続的人格変化へ移行し，社会的なひきこもりが生じる場合があることも記載されている。

Ⅳ 葛藤モデルで理解可能なケースについて

神経症概念の一部として，精神分析的な「葛藤モデル」があることを冒頭で述べた。これは，成人の神経症，とくにヒステリー事例に対する精神分析療法の実践から，シグモンド・フロイトによって導き出された精神病理学的モデルである。現在，私たちが出会うひきこもりケースの中にも，一部にはこうしたモデルで理解が可能なケースがある。たとえば，葛藤や不安を抑圧しようとするメカニズムに加えて，転換機制によって身体的な代理症状が生じているような場合である。事例を示す。

【事例】
20代の男性。嘔吐恐怖（嘔吐するのではないかという不安・恐怖）のために社会参加が制限されていた。初診時は抑うつ症状も目立ったことから，一般外来で薬物療法を中心に対応してきたが，抑うつ症状が軽減してからも，外出先で嘔吐するのではないかという不安のために，社会参加は進まなかった。ある時期の外来で，彼は自分の父親と，これまでの職歴について話し始め，抑圧的で理不尽な圧力や叱責，就労環境の不当性などの他，夕食時に毎日のように繰り返されている父親と祖母の口論が聞くに耐えないものであることを，それこそ"吐き出すように"に語り続けた（この場面には，母親が同席していた）。

この外来の後，彼の嘔吐恐怖は軽減し，生活範囲の拡大に取り組むことができるようになった。その変化について本人と話し合ってみたところ，

彼は子どもの頃から著しく怒りっぽかったこと，そのため，些細な出来事を契機に，しばしば激しいかんしゃくを起こしていたこと，そして，父親も同様に激しやすい人であり，父親と激突しないように，父親に対する不満を無意識的に抑え込もうとしてきたことを想起した。また，前回の受診以後，両親の取り計らいによって，祖母が先に食事を済ませて就寝した後に，両親と本人とで食事をするようになったことと，父親が意識して穏やかに接してくれるようになったことを述べた。治療者と彼は，嘔吐恐怖が，自分の内部にある激しい怒りや不満が吐き出されるという不安と，それを禁止しようとすることで生じる内的葛藤が転換機制によって身体化されたという理解を共有するに至った。

　この他，第10章でも，「わかってほしい」という印象を治療者に与える人，「わかってほしい」という願望を非言語的に伝えてくる人を，葛藤モデルで理解可能な神経症圏のケースとして提示しているので，参照していただきたい。

V　神経症性障害を背景とするケースへの治療・支援論

　前章では，ガイドラインに示された治療・援助指針をもとに，今後さらに検討を深めるべき課題として，精神医学的診断や病態水準に応じた各論的な治療・支援のあり方をさらに詳細に検討する必要があることを指摘した。このうち，社交恐怖を背景としてひきこもりが生じているケースに対する治療論については，これまでにも多くの有益な蓄積がある。

　たとえば永田[4]は，個々のケースの社会的機能水準を加味して社交恐怖に対するSSRI，SNRIの効果を検討している。これによれば，ひきこもり状態の深刻度が進むにつれて有効例が減ってはくるものの，深刻な社会的ひきこもりが生じているケースの約1／3には両剤が有効であるという知見から，こうしたケースにもまずは薬物療法を試みてみることを勧め，無効な場合には中長期的な精神療法的アプローチや環境調整を図るという治療ストラテジーを提示している。

また，中村[5]は，難治性のひきこもり事例に対する森田療法的アプローチとして，初期段階では彼らの自己実現の希求を探し出す前に，まずは心理的な安全を保障して他者への防御反応を解除し，その後に初めて患者の欲望と恐れを明確にして葛藤の内面化を図り，森田療法へ導入していくという段階的な精神療法的アプローチを紹介しているし，同様の事例に対して鍋田[3]は，対人関係能力や主体性を育てるようなはたらきかけが可能となるような治療空間の重要性を強調している。

　こうした治療・支援論に共通するのは，対人恐怖による苦痛の改善を期待して自ら積極的に受診・来談する人たちよりも，さらに他者や外界に対する恐れが強い人たち，あるいは，ひきこもり，回避といった適応手段によっていくらかは苦痛が軽減し，むしろ現状を変えることに抵抗感が強い人たちから，社会参加に向けた意欲や治療への動機づけをいかにして引き出し，治療同盟を維持するかという臨床的課題に対して工夫を凝らしているという点であり，これはひきこもりケースの治療・支援を考える上で極めて本質的な課題の一つであろうと思われる。

　そして，こうした議論や技法上の工夫を要するということは，病理水準としては，すでに神経症水準を越えていること，あるいは，笠原が指摘したような二次的な悪循環を形成していることを想定していると捉えられるように思う。以降の章では，パーソナリティ障害や発達障害，あるいは，それらと神経症性障害とが併存しているようなケースについて検討したい。

文　献

1）笠原敏彦（2005）対人恐怖と社会不安障害．金剛出版．
2）Kondo N, Sakai M, Kuroda Y, et al(2011) General condition of hikikomori (prolonged social withdrawal) in Japan : Psychiatric diagnosis and outcome in the mental health welfare center. International Journal of Social Psychiatry, 59; 79-86.
3）鍋田恭孝（2004）対人恐怖の今日的問題．臨床精神医学, 33(4); 363-370.
4）永田利彦，大嶋　淳，和田　彰，他（2004）社会不安障害に対する薬物療法．精神医学, 46(9); 933-939.
5）中村　敬（1997）対人恐怖症とひきこもり．臨床精神医学, 26(9); 1169-1176.

第4章 パーソナリティ障害とひきこもり

　近年，発達障害圏のケースに注目が集まり，支援経験や支援のノウハウが蓄積されている一方で，パーソナリティの問題を基盤とするケースについては，依然として多くの援助者が難しさを感じているように思われる。また，それにもかかわらず，論じられる機会が減っているようにも感じられるので，本書では改めて取り上げておきたい。

I　第3群に分類されたケースについて

　第2章で示した調査研究[5]において，第3群に分類されたケースは51件であり，その内訳は，回避性パーソナリティ障害が9件，シゾイド（スキゾイド）パーソナリティ障害が7件，強迫性パーソナリティ障害が3件，依存性パーソナリティ障害が3件，特定不能のパーソナリティ障害が2件であった。その他，第3群に分類されたケースには，身体表現性障害，気分障害，不安障害などを主診断とし，これまでの治療歴において薬物療法が無効であったため，今後は心理−社会的支援が中心になると判断されたケース，パーソナリティ障害の域値には達しないが，その傾向を有することがひきこもりに関連していると判断されるケースも含まれている。また，第1群に分類されたケースの中にも，副診断（併存障害）としてパーソナリティ障害と診断されたケースが3件あり，その内訳は強迫性パーソナリティ障害，依存性パーソナリティ障害，回避性パーソナリティ障害が1件ずつであった。
　以上の結果から，わが国のひきこもりケースに国際的診断基準を適用し

た場合，パーソナリティ障害と診断されるケースが一定の割合で含まれること，また，それらの多くが回避性パーソナリティ障害，シゾイドパーソナリティ障害，強迫性パーソナリティ障害，依存性パーソナリティ障害に分類されることが示された。また，この調査の対象には含まれないが，筆者は統合失調症型（スキゾタイパル）パーソナリティ障害と判断し得るケースを経験したこともある。

　ただし，以下では，国際的診断基準に限定せず，従来の精神病理学的視点に基づいたパーソナリティの病理，とくにシゾイド機制とナルシシズムの病理がひきこもりを生じさせるメカニズムについて述べたい。というのも，これらの精神病理学的理解は，シゾイドパーソナリティ障害や自己愛パーソナリティ障害の診断基準を満たすようなケースだけではなく，もっと多くのケースにおいても，ひきこもりのメカニズムを理解・把握するための鍵概念になり得るからである。

II　シゾイド（スキゾイド）（Schizoid）の精神病理

　ガントリップ Guntrip, H.J.S.[4] によれば，Schizoid という用語はギリシャ語の shizo「分裂・分割」に由来し，ひきこもりと分裂（自己の断片化，同一性拡散）の双方について用いられてきた用語である。古典的な精神病理学においてシゾイドは，表面的な姿と内面とが大きく異なり，外見からは窺い知れない内面をもつ人たちとして記述されてきた[9]。たとえばクレッチマー Kretschmer, E.[6] は，内気で従順な少女が奉公先の子どもたちを殺害し，犯行を白状しながら曖昧に微笑しているという例や，一見したところ何の取り柄もないようにみえる青年が，実に繊細で完成度の高い詩集を出版するといった例を挙げている。

　DSM‐IVにおいて，シゾイドパーソナリティ障害は「社会的関係からの離脱と対人関係場面での感情表出が限定される様式」として診断基準が構成されているが，ギャバード Gabbard, G.[3] は，おもに英国対象関係論において蓄積されてきた知見を踏まえ，これらの診断基準がシゾイド者の

窺い知れない内面，とくに「秘められた対人関係への切望」を含みこむことに失敗していると指摘している。

たとえばフェアバーン Fairbairn, W.R.D.[1]は，シゾイドの基本的な特性として，①万能的態度，②孤立とひきこもり，③内的現実に心を奪われていることの3点を挙げ，その背後では，対象に対する憎しみや怒りが愛する対象を破壊してしまう恐怖と罪悪感だけでなく，自らの愛さえも貪欲な渇望を伴う破壊的なもの（love is destructive）と体験されることこそが「シゾイドの悲劇」であり，そのために彼らは他者への関心を撤収し，他者との間に隔壁を設けることになると指摘した。

ガントリップも，シゾイドの特性をもつ人たちは，内向的で，他者への興味・関心が薄く，感情を欠き，超然としているが，実は傷つきやすく，欲深く，恐怖に満ちた内的世界をもっていること，対人関係をめぐる欲求と恐怖との葛藤によって高まった内的な緊張の爆発を避けようとするために安定した建設的関係をもつことが困難であること，また，人間関係の内に入る行動と外に出る行動（in and out behavior）を示すこと，たとえば，突発的な友情関係や過剰な惚れ込み，性的関係に落ち込むこともあるが，基本的には依然としてひきこもっており，人間関係に巻き込まれる恐怖が優勢になるときには尻込みし，外界への関心を失い，非社交的になることを指摘した。

またレイン Laing, R.D.[7]は，シゾイド者にとっては，理解されること，愛されること，あるいは単に見られるという体験さえもアイデンティティが脅威にさらされることから，他者の前では決して〈自分自身であること〉ができず，「にせ自己」を演じるため，誰も本当の彼を理解していないという状況が生じると述べている。

さらに，レインとガントリップはシゾイド者の強烈な不安の特徴的な形態の一つとして，「呑みこみ」，あるいは「相互的な呑みこみ」という体験が生じやすいことを指摘している。また，フェアバーンとガントリップはシゾイド機制が神経症水準のケースにも広くみられることを強調しているのに対して，精神科病院を臨床フィールドとしていたレインは統合失調症

との連続線上にあるような重症例を多く記述していることからも，シゾイド機制は多様な精神病理水準のケースに共通してみられることがわかる。

ただし，シゾイド機制をもつ人たちがそのこと自体を主訴として受診・来談することは少なく，さまざまな別の主訴のもとに治療・支援の対象となった人たちと，深く，継続的な関わりをもつことで初めて把握されることが多い。

Ⅲ　ひきこもりケースにみられるシゾイドの病理

以上のような知見を踏まえて，シゾイドの病理を背景とするひきこもりケースのいくつかを提示してみたい。いずれも親密な対人関係を求めず，孤立した生活を送っているものの，少なくとも表面的には家族関係は維持されており，趣味のために外出もするような人たちである。

Aさんはお洒落で，礼儀正しい青年であった。友人や知人に会おうとはしなかったが，ひきこもっている若者同士でインターネット上の交流をもっていた。その中でとくに親しくなった人と実際に会ってみることとなり，彼は期待を膨らませていた。しかし，約束の日が近づいてくると，自分が相手に依存し過ぎてストーカーのようになってしまう（貪欲に呑みこんでしまう）のではないか，あるいは，相手が自分よりも良いものをもっていると感じたときに，自分が羨望（もたざる人がもつ人に対して抱く，激しく破壊的な感情）に耐えられず，破壊的な衝動が制御できなくなるのではないかという空想と不安を語り始めた。また同時に，相手はカルト宗教の信者ではないか，自分はカルトの世界に「呑みこまれてゆく」のではないか，といった迫害不安に脅かされるようになった。結局，約束はキャンセルされ，その後，また別の人との間で同じ状況が繰り返された（in and out behavior）。

視線恐怖（おそらく，レインのいう〝見られることの恐怖″）のためにひきこもったBさんは，一見したところ愛想の良い若者であったが，自己愛的な内面を他者に「見知られること」に関して子どもの頃から不安を抱

いてきたことを述べていた。当初の面接場面では，自分を笑い者に仕立て上げるようなマゾキスティックな態度が目立ったが，後になって，彼が自らのサディズムや攻撃性が露わになるのを恐れていることがわかった。週1回の面接を継続して2年ほどが経過した頃から，彼はいつも援助者の言葉を遮って拒否し，その存在を無視するかのように，自分一人で自分のことを考える作業に没頭した。彼が発見する「新たな自分」は，いつも彼が一人で発見したものであり，彼に影響を与えているはずの援助者との関係性は否認・排除されていた。

　この治療面接は膠着し，長期化したが，数年が経過した時期には，彼が援助者の言葉を受け容れてみようという態度を示し，援助者にも真の彼に触れる新鮮さが感じられることもあった。彼は，「自分を形作るために，いつも先生の反応をみていますが，一緒にわかる，ということはありません。頼り過ぎると自分がなくなってしまう（近づくと，呑みこまれてしまう）」と，自らの内面について語ることもあったが，すぐに情緒的な交流は断たれ，援助者は彼との面接中に，何も頭に浮かばない，何も考えられない状態に陥った。彼が再びひきこもり始めた局面で，彼の語りから感情が感じられなくなってきたという印象を伝えると，彼は「感情ですか。感情と言えば，怯えと怒りばかりです」と述べた。

　Cさんはひきこもった生活を続けている，中性的で知的な印象の若者であった。週1回，50分の面接を継続するうちに，彼がナチス・ドイツの高機能兵器を駆使して世界征服を果たすというロールプレイング・ゲームに傾倒していること，同時に，こうした内的世界に他者が侵入してくることを強く恐れていることがわかってきた。それでも，2年ほどの経過で，少しずつ援助者との関係を安心できるものと感じ始めてきているようであった。

　この時期，援助者の都合で3週間の休みが入り，休み明けのセッションで，彼は繰り返し体調の悪さを訴えた。援助者は，彼がこの面接に少しずつ安全感や信頼感を抱くようになってきたこと，そして，3週間の休みによってその連続性が途切れたことが不調に関係している可能性があるとい

う理解を伝えた。彼は驚いたような様子でそのことを認めたが，その直後に，3週間の間に感じていた「怠惰な感じ」や停滞感に身を任せて，「このまま腐ってしまいたい」と述べた。その後も，援助者への依存心や「情緒的に交流している感じ」を抱くと，翌週のセッションをキャンセルすることが続いた。他者への信頼感や陽性感情が体験され，それを見知られたと感じると同時に，彼の心には自己破壊的で不毛な内的世界が立ち上がってくるようであった。この面接は外的な事情によって3年で終了することになった。終了時点でＣさんの生活に大きな変化は生じていなかったが，終盤のセッションで，「自分は人間関係に関して，だいぶタフになったようです」と述べていた。

　ギャバードは，シゾイドパーソナリティをもつ人たちが誇大的な空想を実現するために万能的な空想を使うこと，彼らはそれらの空想に羞恥心を抱いており，治療者との関係が安全であることを実感できて初めてそれらが語られることを述べている。Ｄさんとの週1回の面接が4年目に入った時期，彼はそれまでリアルに体験してこなかった将来への不安や，交流できる人がいない孤独感をセッションの中では実感するものの，それらの感情が翌週には何事もなかったかのように消失している，という展開が続いた。援助者がそのことを取り上げると，Ｄさんは次回セッションまでの6日間を，ウルトラＣのような出来事によって華々しい生活が劇的に動き出す空想に耽って過ごしていることと，それらの空想（のおそらく一部）を恥ずかしそうに語った。

Ⅳ　ナルシシズムの病理

　ナルシシズムの病理には，①対象に向かうべきリビドーが自己表象に向け換えられている（自分の内面ばかりに関心が向かう）といった欲動論的観点，②特徴的なパーソナリティ傾向としての観点，③セルフ・エスティームの肥大，傷つき，動揺をナルシシズムの病理と捉える観点，④自他の区別が曖昧で，他者を自己の延長物と捉えるような自己愛的対象関係として

の観点，あるいは，⑤自我を支える健康的なナルシシズムや，⑥誇大的で強い攻撃性と羨望を伴う悪性のナルシシズムなど，多義的な観点が含まれる。とくに⑥については，万能的で優越感に満ち溢れ，対象に依存しつつも，近づけば迫害的な恐怖が生じるという不安や葛藤，あるいは万能的な自己・対象表象の喪失を否認するために破壊的自己愛組織や病理的組織化と呼ばれる強固な心的構造が利用される現象が「心的退避」[10]として概念化されている。

V ナルシシズムの病理とひきこもり

　これまでにも，多くの臨床家がひきこもり現象とナルシシズムの病理との関連に注目してきており，「現実世界との摩擦から自己愛的・万能な内的世界を保護するために社会的・情緒的な対人関係からひきこもる」という理解が共有されている。この他，他者と自分との優劣に関する過敏さ，自己愛的な傷つきやすさ，自己評価（self-esteem）の動揺，「すべて理解し合える」「何でもわかってもらえる」という万能的理想化と同時に，それらが満たされないときに生じる急速な幻滅や脱価値化などは，多くのケースに共通してみられる特性である。こうした認識をもつことで，クライアントが羞恥心や屈辱感，自己愛的な傷つきを防衛するために誇大的自己を発展させてきたことや，他者の反応を遮断して自己を傷つきから守ってきたこと，自尊心に対する脅威を避けるために援助を求めようとしないことなど，ひきこもりケースにみられるさまざまな現象・状況が理解しやすくなるし，クライアントに共感しやすくなる。
　また，他者を自己の延長物と捉えるような傾向の他，万能的な問題の解決を他者に委ね，家族や援助者ばかりが問題解決に躍起になっている，自らの無力感を否認・分割（自分から切り離し）・投影することで，本人は「家族や援助者が無能・無力なために自分が救われない」と感じ，家族や援助者ばかりが自責的になっている，といった状況が生じることもあり，そのような関係性に気づくためにも，自己愛的対象関係についての理解が役に

立つ。

【事例】

Eさんは21歳の男性。中学生までは，学業成績，スポーツ，生徒会活動など，あらゆる面でリーダー的存在であり，本人も常に「ナンバー1」であることを自負してきた。しかし，有名進学校に進学すると事態は一変し，「並み生徒の一人」になってしまったと感じたという。自分なりの存在感を確認し，それを周囲にも示したいという気持ちから，優等生ばかりの進学クラスの中で不良っぽく振る舞ってみたり，「納得できる自分」をいろいろと探してみたが，それだけでは自分のプライドを満足させられないことを実感し，次第に抑うつ的になり，そのまま退学に至った。

その後，高等学校卒業程度認定試験を取得し，複数の大学に合格した。彼は自分の志望学部よりも知名度で進学先を選択したが，周囲に溶け込むことができず，やはり数カ月で退学した。当初は家族が来談していたが，その後，思い切って本人も来談し，定期的な心理面接に取り組んだが，彼は「一流大学を卒業していないような奴はクズだ」「今の自分には何の価値もない」と，厳しい自己批判を繰り返した。彼にとって面接は，「こんな情けないことを他人に話している」といった屈辱的な体験にしかならなかったし，援助者は彼の屈辱感や羞恥心を支えることできず，中断に至った。

Eさんが自己評価の不安定さを中心とするナルシシズムの病理をもつことは明らかである。しかし，DSM‐Ⅳ‐TRやDSM‐5における自己愛性パーソナリティ障害は，誇大的で自分を特別な存在であると感じており，他者への共感性を欠く人たちとして定義されており，侮辱や屈辱に過度に敏感で，スポットライトを浴びることを常に避け続けているような，内気で，秘かに誇大的・自己愛的なパーソナリティ傾向が含み込まれていない[3]。Eさんにも，「特別な存在でありたい」という欲求はあるが，自分が重要であるという誇大な感覚，限りない誇大的な空想への囚われ，過剰な

称賛を求める傾向，尊大で傲慢な行動や態度などの項目には合致しない。DSM-5では，自己愛パーソナリティ障害をもつ人は，自分の欠点や弱点が明らかになることに対する恐怖から社会的ひきこもりが生じることがあると解説されているが，わが国のひきこもりケースは，いわゆる「過敏型」の方が典型的であり，操作的診断としては，自己愛性パーソナリティ障害よりも，回避性パーソナリティ障害に分類されることが多い（第2章を参照）。

Ⅵ　自己愛パーソナリティのサブタイプ

これまで，対照的なサブタイプを含む自己愛パーソナリティ障害の臨床概念がいくつも提唱され，現在においては，いわゆる「肥大型」と「過敏型」として定着している。たとえばギャバード[2]は，自己愛パーソナリティ障害について，「周囲を気にしないナルシシスト（oblivious type）」と，これとは対照的な「周囲を過剰に気にするナルシシスト（hypervigilant type）」という両極のサブタイプを提唱している。前者は他者の反応や自分の傷つきに鈍感であり，注目の的であろうとする。後者は他者から与えられる批判や屈辱に敏感で過度に傷つきやすく，抑制的・回避的である。そして，多くの自己愛性パーソナリティ障害は両者の混合であるという。

また，ローゼンフェルド Rosenfeld, H.[8] は，自己愛的で皮の薄い（敏感な thin-skinned）患者と皮の厚い（鈍感な thick-skin）患者というサブタイプと，それぞれの精神分析療法の指針について述べている。これによれば，「厚い皮」のために深層心理に対して鈍感になっている患者に対しては，治療の行き詰まりを避けるために，自己愛的な態度と羨望を直面化する断固とした方針が必要であり，それらの解釈が彼らに響けば，それが苦痛なものであっても，彼らは解放されるという。一方，「皮の薄い」自己愛的な患者は過度に敏感で，自分のことを並はずれて劣等で恥ずべきもの，傷つきやすいもの，すべての人から拒絶されているものと感じており，彼らを「厚い皮」の患者のように扱うことによって深刻な心的外傷を与え

ないように厳重な注意が必要であること，また，彼らの自己愛的構造の陽性の側面を維持できるように援助することが重要であることを強調している。

Ⅶ その他のパーソナリティの病理とひきこもり

　DSM-5において，回避性パーソナリティ障害は，「社会的抑制，不全感，および否定的評価に対する過敏性」，強迫性パーソナリティ障害は，「秩序，完璧主義，および統制にとらわれること」，依存性パーソナリティ障害は，「世話をされたいという過剰な欲求に関連する従属的でしがみつく行動様式」を特徴とする。第2章で示したように，これらのパーソナリティ特性もひきこもりに関連していることがある。

　この他，パーソナリティ障害とひきこもりの関連についてDSM-5の記述を抜粋する。

　猜疑性（妄想性）パーソナリティ障害は「他人の動機を悪意のあるものとして解釈するような，不信と疑い深さ」，統合失調症型パーソナリティ障害は「親密な関係において急に不快になることや，認知または知覚的歪曲，風変りな行動」が特徴であり，いずれも小児期や青年期において，孤立，友人関係の乏しさ，社交不安，過敏さ，変わった思考や言動などが明らかになることがあるという。

　回避性パーソナリティ障害に特徴的な回避行動は，内気さ，孤立，見知らぬ人や新しい状況に対する恐怖とともに幼児期または小児期に始まる。小児期の内気さは，ほとんどの場合，加齢に伴って次第に消失する傾向にあるが，対照的に，新しい人との社会的関係がとくに重要になる青年期および成人期早期にますます内気になり，回避的になることがあるという。

Ⅷ 治療・支援

　心理療法においては，安全な治療的環境のもとで外的な対象，現実的な

出来事,今後の進路などに関心を向けられるようになること,セルフ・エスティームが安定すること,万能的内的世界からの孵化や自他の分離した感覚に伴う喪失感に耐えることなどが中心的な治療課題となる。しかし,こうしたケースに対する心理療法的アプローチは治療の行き詰まりやドロップアウト,長期化が生じやすいため,治療者-クライアント関係,とくに治療場面からひきこもろうとする局面の精神力動と治療関係を詳細に検討することが必要である。

また,無力感や危機感,将来に関する不安感などの感情,あるいは他者と交流したいという欲求と恐れとの間に生じる葛藤の否認や分割(切り離し),投影同一化によって,クライアントの現状や将来について,治療者だけが危機感や不安を抱いている,あるいは,情緒的に交流したいという欲求を治療者だけが抱いている状況が生じやすい。また,「関わるか,離れるか」「押すか,そっとしておくか」といった,さまざまなジレンマを体験しやすいこと,サド・マゾキスティックな関係性が生じやすいことも多くのケースに共通することから,これらの治療状況をいかにして打開するかが重要な課題となる(第8章を参照)。

引用文献

1) Fairbairn WRD (1952) Psychoanalytic Studies of The Personality. Tavistock. (山口泰司訳 (1992) 人格の精神分析学的研究. 文化書房博文社)
2) Gabbard G (1989) Two subtypes of narcissistic personality disorders. Bulletin of Menninger Clinic, 53; 527-532.
3) Gabbard G (1994) Psychodynamic Psychiatry in Clinical Practice - The DSM-IV Edition. American Psychiatric Press. (舘 哲朗監訳 (1997) 精神力動的精神医学③ 臨床編:第Ⅱ軸 第2版. 岩崎学術出版社)
4) Guntrip HJS (1971) Psychoanalytic Theory, Therapy, and The Self. Basic Book. (小此木啓吾,柏瀬宏隆訳 (1981) 対象関係論の展開. 誠信書房)
5) Kondo N, Sakai M, Kuroda Y, et al (2011) General condition of hikikomori (prolonged social withdrawal) in Japan : Psychiatric diagnosis and outcome in the mental health welfare center. International Journal of Social Psychiatry, 59; 79-86.
6) Kretschmer E (1955) Korperbau und Character. Springer-Verlag. (相場 均訳 (1960) 体格と性格. 文光堂)
7) Lain RD (1968) The Divided Self. Tavistoc. (阪本健二, 志貴春彦, 笠原 嘉訳 (1971)

引き裂かれた自己.みすず書房)
8) Rosenfeld H (1987) Impasse and Interpretation-Therapeutic and Anti-Therapeutic Factors in the Psychoanalytic Treatment of Psychotic, Borderline and Neurotic Patients. Tavistoc Publications.(神田橋條治監訳,館 直彦,後藤素規,他訳(2001)治療の行き詰まりと解釈—精神分析療法における治療的／半治療的要因.誠信書房)
9) Schneider K (1923) Die Psychopathischen Personlichkeiten. Franz Deyticke.(懸田克躬,他訳(1954)精神病質人格.みすず書房)
10) Steiner J (1993) Pathological Organization in Psychotic, Neurotic and Borderline Patients. The New Library of Psychoanalysis 19, Routledge.(衣笠隆幸監訳(1997)こころの退避—精神病・神経症・境界例患者の病理的組織化.岩崎学術出版社)

第5章　ひきこもりと発達障害

I　第2群に分類されるケースの詳細

　私たちの調査[5)]（第2章を参照）によって第2群に分類されたケースは183件のうち47件で，DSM-Ⅳ-TRにおいて，「通常，幼児期，小児期または青年期に始めて診断される障害」としてカテゴリー化された障害群の内訳は，アスペルガー障害16件，自閉性障害10件，軽度精神遅滞12件，特定不能の広汎性発達障害5件，中度精神遅滞1件，広汎性発達障害（下位分類の記載なし）1件，注意欠陥多動性障害（下位分類の記載なし）1件，注意欠陥多動性障害（不注意優勢型）1件，算数障害1件であった。この他，トゥレット障害のケースもあった。精神遅滞・知的障害については，その多くが個々の知的能力に応じた支援が提供されておらず，不登校・ひきこもりに至ったものと推測された。
　これらのケースの第Ⅳ軸診断としては，家族問題が19件で，そのうち家族の不和4件，親の過保護4件，家族内の健康問題3件，親の虐待3件，不適切なしつけ3件，問題解決能力の低さ1件，父の飲酒問題1件であった。教育上の問題は5件で指摘されており，いじめ4件，教師や級友との不和1件であった。

Ⅱ　ひきこもりと発達障害

　ひきこもり問題と広汎性発達障害との関連性は以前から指摘されてきた

ことである。たとえばタンタム Tantam, D.[10] は，風変わりで社会的に孤立しているケースとして精神科医から紹介されてきた成人例 60 人を検討した結果，46 人がアスペルガー型の自閉的障害の診断基準に合致したことを報告している。この論文では，自閉症の青年が強いこだわりのために浴室を占拠しており，心理的に追い込まれた家族との間で一触即発の危機的状況にある事例も提示されている。

またギルバーグ Gillberg, C.[2] は，「アスペルガー症候群の人の5人に2人は大人になってもひきこもりがちで孤立している。（中略）自分が周囲と違っているという気づきによって社交恐怖や無力感が高まりやすいために，とくに積極奇異なタイプにおいてひきこもりが生じやすい」と述べ，広汎性発達障害とひきこもり・孤立との関連を指摘している。

広汎性発達障害をもつ人は興味の限局や自分の興味・関心を他者と共有しようとする動機づけが弱いことなどから，もともと孤立しやすい傾向がある。また，社交不安障害の併存が多いことも知られており，これは他者の意図や会話を理解すること，あるいは状況や文脈，暗黙のルールを汲み取ることが苦手なために，漠然とした違和感や不適応感が対人不安や被害的解釈につながりやすいことが一因ではないかと思われる。不適応の体験は，それ以前の体験とパターン的に関連づけられ，独特に意味づけられ，解釈されていることがある。また，今後のことを具体的に想像することの苦手さ，実行機能や注意・集中力の問題などが，現在の生活パターンを変えることや新しい取り組みへの抵抗感を強め，変化の乏しい，漫然とした日常生活が長期化しやすい。

その他にも，現実回避のための防衛的なメカニズムの一つとして自己愛的・万能的なファンタジーへの没入が生じる結果，他者への意識や現実検討がさらに減衰しているケース，おもに感覚過敏のために不登校となり，その後も苦痛な刺激への対応策を見出すことができないまま社会参加を回避し続けているケース，生来的な過敏さやこだわりの強さに，自意識の高まりや自立と分離をめぐる葛藤などの思春期心性が加わることによって，自己臭恐怖や醜貌恐怖，巻き込み型の強迫症状が形成されているように思

われるケース，緘黙ないしは極端な言語表現の苦手さや協調運動，巧緻性の問題など，表出系・運動系の困難によって，周囲とのコミュニケーションが成立しにくい，一定の作業能力を発揮できないなどの問題が生じ，学校や職場で不適応を繰り返した末，ひきこもりに至るケースなどがある。受身的・内向的な人が生活上の困難に気づかれず，適切な支援を得られないままひきこもりに至るケースも多い。事例を示す。

【事例1】

　初回相談時17歳の男性。通常の高校生活には適応していたが，校外活動の行動予定を理解できなかったことで大きなトラブルに発展してしまい，そのことを契機に不登校，大量服薬，対人恐怖が生じ，ひきこもりに至った。2年が経過した時点で両親の相談によって事例化した。
　3歳児健診で不器用さとつま先歩きを指摘された他には，早期の発達において明らかな異常所見を指摘されていない。保育所において著しい内向性と緘黙が顕在化し，午睡のような新しい習慣が身に付くまでに数カ月を要した。言語活動の乏しさとは対照的に，視覚的課題に対する強さを示すエピソードが多い。小中学校では成績はトップクラスだが，やはり緘黙状態であった（ずいぶん後になって，日常的な会話の内容や周囲の状況が理解できなかったことを本人が語っていた）。高等学校でも学業成績は最上位であったが，校外学習での不適応後，進学を拒否し，ひきこもり状態のまま卒業した。その後，本人は一歩も外出せず，家族に対しても新聞や雑誌で顔を隠しながら生活していた。
　家族を対象とした月1回の相談面接を継続し，家族内の問題がいくらか軽減したことで，本人が少しずつ母親と会話できるようになった。その後は，保健所の精神保健福祉相談員に自宅への訪問を依頼し，母親と相談員が話している傍らに本人が黙って座っているような面接を継続しつつ，母親から「これからどうする？」という穏やかな問いかけを続けてもらった。初回相談から3年後，本人が自動車教習所に通ってみることを決めたが，書類のどこに氏名や住所を書いてよいかわからない，カウンターで話しか

けられても返事ができないといった本人の様子をみて，母親はその「常識のなさ」に驚いたという。

　何とか自動車免許を取得した後，母親とともにようやく本人も来談するようになったが，強い緊張のために言語的な面接は成立せず，本人が得意そうなアクティビティを活用した面接に導入した。その後，少しずつ言語を介した対話も可能になってくると，拙い表現ながらも，「自分の言動が他者からどのようにみえるのか」「自分はどのように行動したらよいのか」を質問してくるようになり，彼が日常生活場面において極めて具体的な助言を必要としていたことがわかってきた。

　その後，本人が大学進学を志望するようになり，受験勉強を再開すると，その年に第一志望の大学に合格した。進学を控え，WAIS-R を実施したところ，FIQ99，VIQ95，PIQ106 で，知識と数唱は高得点であったが，言語性課題では単語と理解，動作性課題では絵画完成と絵画配列に著しい落ち込みがみられた。大学の学生支援室に紹介し，丁寧な指導を受けながら大学生活をスタートさせた。教養課程の成績は最優秀であったが，専門課程では苦戦した。大学時代に単身生活や短期のアルバイトなど，多くのことを経験したものの，就職活動には手がつかず，今後は障害者雇用制度の活用について話し合うことになるものと思われる。

Ⅲ　発達障害ケースへの支援

　近年，高機能群の発達障害者の中でも精神障害者保健福祉手帳を取得し，障害者自立支援法に基づいた支援機関・制度を活用するケースや障害者雇用制度を活用した就労に取り組もうとする人が増えている。しかし，ひきこもり状態に陥っているケースでは，これまで早期療育や特別支援教育を受けた経験のない人たちが多く，すでに深刻な二次障害が固定化した状態に至っているために，社会参加に取り組み始めるまでに根気強い心理療法的アプローチが必要になることが多い。以下，いくつかの留意点や支援技法について述べる。

1. 導入期

新しいことに取り組むことが苦手な人も多いため，治療・支援の導入や他機関への紹介に際しては慎重な配慮が必要である。また，睡眠障害のために著しい生活リズムの崩れを伴う場合や日課にこだわりがある場合には，面接の時間帯を慎重に設定する必要がある。来談・受診するための交通手段を事前に確認すること，あるいは，遅刻の際の連絡方法，面接の予約・キャンセルの手続きなどを具体的に伝えておくことなどは，導入期のドロップアウトを防ぐためにも必要な配慮である。聴覚，視覚，臭覚などの過敏さをもつ人に対しては，面接室の音，壁紙や装飾，塗料の臭いなどにも注意を払う必要がある。

2. 面接における留意点

心理療法的アプローチとしては，対人関係上の違和感や被害感，不安感を軽減させること，現在の生活パターンへの固執を緩め，新しい取り組みへの意欲を育むことなどが中心的な課題になる。基本的には穏やかでプレイフルな態度を心がけたいが，想像力が弱く，被害感を抱きやすい人に対しては，余計な冗談や曖昧な表現，軽率な否定的表現，愛想笑いなどは控えた方がよいかもしれない。

面接における留意点や技法上の工夫としては，具体的で簡潔な言葉遣いなど，クライアントが理解しやすい話し方を工夫すること，質問に対しては，できるだけイエス，ノーをはっきり答えること，二者択一が難しい話題については丁寧に解説することを心がける。また，クライアントが取り組みやすい話題や交流様式を積極的に活用することも重要である。たとえば，作業療法的なセッション，ノートやメール，絵，図など，視覚的な素材の活用。言語を介した面接が困難な場合にも，メールの活用によって驚くほど自己表現しやすくなることもある。

本人が経験した出来事の文脈や周囲の反応の意味を解説すること，知能検査などで把握された認知特性を生活場面に置き換えて丁寧に説明するなどの心理教育的なアプローチによって，クライアントの自己理解が深まる

こと，適応的な言動が増えることを目標とする．

3．メンタライゼーションに焦点を当てたアプローチ

この他，私たちは，言語的な能力や心理的資質が高いケース，あるいは他者の言動を過度に被害的に解釈する傾向の強いケースなどに対して，援助者自身の考えや感情，あるいはクライアントの体験や感情を援助者がどのように推測・想像しているかを積極的に伝えることにより，クライアントが他者や自らの"心"に意識を向けるようにはたらきかけるアプローチ[1]に注目してきたので，第9章で詳述する．

4．グループ支援

本人が生活場面への適応に悩んでいる場合などは，早い時期から社会技能訓練（SST）に導入することで成果がみられるケースがある．ただし，社会参加の範囲が著しく限定されているために場面課題を抽出しにくいことに加えて，SSTという支援方法がもともと参加メンバーの言語能力，他のメンバーの場面課題やロールプレイをヒントに，自分も似たような課題をもつことに気づけるだけの想像力を有していることなどが前提となっていることから，自閉症特性をもつメンバーに対しては，視覚教材の活用，課題や到達目標の細分化，より具体的な場面設定など，細かな技法上の工夫が必要になる．

配役を代えたロールプレイや，個々のメンバーがその場面で感じている気持ちや印象などを積極的に取り上げることによって，他者の感情や意図を想像しやすくなることがある．こうしたはたらきかけによって，「母親の言葉はうるさいとしか感じられなかったけれど，自分のことを心配しているのだと気付いた」「母親役をやってみて，母は忙しいときに自分の声が耳に入らなかっただけで，無視しているわけではないのかもしれない」といった感想を述べる人もいる．

慎重に構造化された心理療法的環境のもとで，他者と関係をもつことのメリットや楽しさを体験することは，孤立しやすい人たちにとって，所属感を

体験できる数少ない場となる。他者の意図や感情に配慮する姿勢を身に付けること，対人関係場面で余裕をもてるようになること，自尊心や自己効力感の回復といった点においても，一定の効果があると思われる。こうしたグループ支援の詳細については，近藤ら[4]，太田ら[8]をご参照いただきたい。

Ⅳ　ネットワーク支援のガイドラインについて

　私たちは，厚生労働科学研究「青年期・成人期の発達障害に対する支援の現状把握と効果的なネットワーク支援についてのガイドライン作成に関する研究」に取り組み，『青年期・成人期の発達障害ケースに対するネットワーク支援のガイドライン』を作成した[6]。

　ガイドラインでは，ネットワーク支援の形態や機関連携のあり方を，①協働：単一の機関・支援者では担いきれない複数のニーズを有するケースに対して複数の機関・支援者が支援にあたること，②移行：進学や就職，転居といった生活状況の変化，あるいは健康状態の変化などによって，おもな支援機関が替わること，③コンサルテーション：他機関・他職種への専門的助言，という三つに整理した。

　また，ネットワーク支援の留意点，あるいはネットワーク支援を展開するために必要な構成要素，ケアマネージャー・コーディネーターがもっているべき資質や意識として，①的確なアセスメント，②コスト意識，③情報管理，④スピード・時間感覚，⑤対等性という5項目を示し，このうち①と③において「説明と同意」について触れた。

　ひきこもりケースにおいても，こうしたネットワーク支援が必要となる場面は多い。第7章で述べるように，他機関への紹介にあたっては，とくに慎重な配慮が求められる。「協働」「移行」においては，他機関を利用することの必要性を本人と家族が充分に理解していることが必須である。本人・家族が支援者と同様の問題意識をもつに至っていない場合や，他の機関やサービスを利用することが自らの利益につながることを理解していない場合には，新たな機関・サービスの利用を拒否する，あるいは一旦はつ

ながったとしても，すぐに利用を中断してしまうといった事態が生じやすくなる。したがって，ネットワーク支援を円滑に展開させるためには，本人・家族への説明や告知のあり方，問題認識や自己理解をどのように促すかといった点について充分な検討が必要である。

また，ガイドラインでは，機関同士の情報管理のあり方として地方自治体の個人情報保護条例を参照することを推奨している。つまり，通常のネットワーク支援では，本人・家族への充分な説明と承諾によって初めて守秘義務が解除され，他機関との間で情報の提供・収集が可能になることを共通認識とするべきである。必要な情報は本人・家族から収集することが原則であり，それ以外の方法が許されるのは，自傷他害の恐れがあるケースや虐待事例などを除けば，どのような情報を，どこから収集するかについて，あるいは，どのような情報を，どこに提供するかについて，本人の承諾が得られている場合に限られる。

こうした情報管理の原則とネットワーク支援の有効性を無理なく両立させるためには，他機関への情報伝達や他機関からの情報収集が支援に役に立ち，自らの利益につながるということを本人・家族が理解できるように伝えることが必要であり，ここでも支援者の「説明力」が問われることになる。

V　発達障害についての説明・告知について

医療機関や相談機関を利用する青年期・成人期の人たちは，大きく分けて，子どもの頃から医療・相談機関を利用してきた人たちや，これまでも薬物療法などの医療的ケアを受けてきた人と，これまで医療・相談を利用したことがない未診断・未支援のケースで，深刻な不適応状態に至ったことで初めて医療機関や相談機関につながってくる人たちがいる。現在，青年期・成人期において事例化する発達障害ケースは後者のパターンが多いようである。自ら発達障害の確定診断を求めて受診・来談するケースを除けば，精神症状や生活障害で困ってはいるものの，発達障害者支援センターのような専門機関や障害福祉サービスの利用を勧められると，発達障害と

いう診断名や,「障害者」としての自分を受け容れることに抵抗感を抱く人が少なくないのは当然のことと言える。

　吉田[11]は,「ぼくって自閉症なの」という子どもたちからの問いかけにいかに応えるかという臨床的課題から,小中学生年代の子どもたちに対する告知と説明に取り組み,診断名を伝える時期とタイミング,説明の手順と方法,診断説明の副作用,説明後の支援などについて詳細な指針を示している。以下,吉田が示した枠組みの一部を青年期・成人期ケースに当てはめて検討してみたい。

1．いつ,診断名を伝えるか

　吉田によれば,子どもに診断名を伝える時期を検討する上で,以下の4つの条件が整っていることが重要であり,必ずしも子どもの年齢が指標になるわけではないという。

①子どもの発達状況：自分はみんなと違っているようだという気づきがあり,説明を理解する力や自分の診断名・障害名を誰彼かまわず話すことはしない能力が身に付いていること。

②支援の進み具合：子どもが「やりようはある」という実感をもてており,自分の発達特性を「長所でもある」と実感していること。

③子どもへの説明に対して親が同意していること。

④生活環境や社会資源の状況：子どもが担任を信頼していること,大きな環境変化の直前でないこと,子どもと親が一対一で相談できる場所をもっていること。

　一方,青年期・成人期ケースにおいては,児童福祉サービスから成人を対象とした障害福祉サービスに切り替わる18歳前後が告知の時期になる場合がある。たとえば,虐待によって児童養護施設で生活してきた子どもが18歳を迎え,高校卒業や進路選択と同時に,成人を対象とした生活支援施設に入所するタイミングで自閉スペクトラム症について告知・説明するようなケースである。

　また,高校卒業を迎えて就職活動に取り組んでいる過程で一般就労の

ハードルの高さを実感し，障害者を対象とした就労支援サービスの活用に切り換えるような時期が説明と告知のタイミングになることもあり，この場合もやはり18歳前後である。ただし，知的障害を伴わない高機能群のケースの場合，高校生年代においては多くの人が一般的な進学や就労を目標にしているし，実現できると考えているので，性急に現実検討を迫るのではなく，彼らの試行錯誤を支える過程が重要である。

この他，経済的困窮や「ゴミ屋敷」などの住環境の荒廃，近隣トラブル，高齢者虐待など，もう少し緊急性の高い問題によって事例化した場合には，速やかに発達障害者支援センターのような専門機関や障害福祉サービスの利用につなげたり，障害年金の申請手続きを進めたいケースがある。こうしたケースの場合，障害福祉サービスを利用することにどのようなメリットがあるか，ある種のサービスを利用するためには療育手帳や精神障害者保健福祉手帳の取得が条件になること，発達障害に関する説明・告知を先延ばしにできない。このことは，青年期・成人期で事例化するケースの特徴の一つかもしれない。

2．どのように説明するか

吉田[11]，村松[7]は自閉症スペクトラムを「脳のタイプ」として，また「長所と苦手」として説明することを推奨している。同様に，齊藤[9]は「体質の特徴と体質固有の強みと弱み」という表現を好んで用いていると述べている。また吉田は，ひな型（テンプレート）や説明文を用いた方法や子どもたちを対象とした勉強会の実践を，木谷[3]は合宿型支援の実践を紹介しており，経験の豊富な臨床家はそれぞれに説明の方法について工夫を凝らしているものと思われる。

私は，精神科医として青年期・成人期の人たちに診断名を告知する際に，本人の生活場面や日常的な対人関係の特徴を充分に把握した上で，あるいは生活場面をよく知る支援者に同席を依頼した上で，知能検査の結果などを参照しながら，生活場面で把握される発達・行動特性について具体的に説明することを心がけている。この際，①身体能力と同様，脳や知的発達

にも得意・不得意があり，得意・不得意のある種のパターンには「自閉スペクトラム症」などの名前がつく場合があること，②普段はそれらのパターンを自分の「特性」「個性」と捉えていればよいこと，③公に支援を求める必要が生じたときには，必要な人に「障害」と説明すればよいこと，④障害者手帳を取得すること，あるいは周囲に「障害」と説明することで活用できるサービスの幅が広がり，今後の社会参加を考える際に選択肢が増えること，などを伝えている。

　また，医療費公費負担制度の活用や，精神障害者保健福祉手帳の取得を目的とした診断書作成を，説明・告知の機会として活用することもあり，この場合には，「日常生活能力の判定」の各項目を本人と話し合いながら記入するようにしている。「日常生活能力の判定」は，アパートなどでの単身生活を想定し，①適切な食事摂取，②身辺の清潔保持，③金銭管理と買い物，④通院と服薬，⑤他人との意思伝達・対人関係，⑥身辺の安全保持・危機対応，⑦社会的手続きや公共施設の利用，⑧趣味・娯楽等への関心，文化的社会的活動への参加，といった項目について，援助の必要性に応じて4段階で評価することになっている。これらについて具体例を示さずに訊ねると，すべての項目について「できます」と答える人が少なくないが，たとえば通院と服薬という項目には，「症状や薬の副作用などについて担当医に適切に説明できる」というような要素が含まれることや，医師の人柄もさまざまであること（たとえば，かなり不機嫌そうな医者もいること）なども加味した上で，自分一人でできると思うか，誰かに助けを求めたいかを訊ねると，自分が援助を必要としていることに気づきやすい。

　また，「自発的にできる」「自発的にできるが援助が必要」「援助があればできる」「できない」のどこにチェックを入れるかについても一緒に話し合いながら診断書を作成しながら，いくつかの項目で援助を必要としていること，あるいは必要としている援助の程度や内容，優先順位などについて確認し，その理由・原因の一つとして発達特性と診断名を告げるようにしている。

　こうした局面では，発達特性を長所として捉えられるような説明，あるいは将来に関して希望がもてるような説明に留意すると同時に，それでも

なお悲観的,抑うつ的になる場合にも一貫して支えてゆく心構えが必要であることは吉田,村松らが強調しているとおりである。告知を急いだぶん,障害受容という複雑な心的過程を支えるために充分な支援が提供できれば理想的である。

　また,このような場面で家族に同席してもらったり,家族にも評価に参加してもらうことによって,本人,家族,治療者・支援者が共通理解をもてるようになることが望ましいが,親が本人の障害を受容できずに戸惑ったり,過去の支援者に怒りを向ける,本人が治療・援助を受けることに頑なに反対するといった反応も生じ得るし,これまで気づいてやれなかったことに対して親が自責の念を募らせることもある。

文献

1) Allen JG & Fonagy P (2006) Handbook of Mentalization-Based Treatment. John Wiley & Sons.(狩野力八郎監修,池田暁史訳(2011)メンタライゼーション・ハンドブック―MBTの基礎と臨床.岩崎学術出版社)
2) Gillberg C (2002) A Guide to Asperger Syndrome. Cambridge University Press.(田中康雄監修 (2003) アスペルガー症候群がわかる本.明石書店)
3) 木谷秀勝 (2014) 自分の障害を理解する―自己理解支援.臨床心理学,79(14); 61-64.
4) 近藤直司,小林真理子,富士宮秀紫,他 (2009) 青年期における広汎性発達障害のひきこもりについて.精神科治療学,24(10); 1219-1224.
5) Kondo N, Sakai M, Kuroda Y, et al (2011) General condition of hikikomori (prolonged social withdrawal) in Japan : Psychiatric diagnosis and outcome in the mental health welfare center. International Journal of Social Psychiatry, 59; 79-86.
6) 厚生労働省 (2011) 青年期・成人期の発達障害者に対するネットワーク支援のガイドライン.http://www.rehab.go.jp/ddis/発達障害に関する資料／研究紹介／厚生労働科学研究の研究成果／
7) 村松陽子 (2011) 発達障害の特性と支援の基本姿勢.精神科臨床サービス,11(2); 168-173.
8) 太田咲子,富士宮秀紫,宮沢久江,他 (2011) ひきこもり―グループ支援の実践を中心に.精神科臨床サービス,11(2); 252-256.
9) 齊藤万比古 (2014) 広汎性発達障害の初期面接.臨床精神医学,43(4); 507-511.
10) Tantam D (1988) Lifelong eccentricity and social isolation I. Psychiatric, social, and forensic aspects. British Journal of Psychiatry, 153; 777-782.
11) 吉田友子 (2011) 自閉症・アスペルガー症候群「自分のこと」の教え方―診断説明・告知マニュアル.学研教育出版.

第6章 ひきこもりケースの包括的アセスメント
Global Assessment for Social Withdrawal (GAW)

I 『ひきこもりの評価・支援に関するガイドライン』におけるアセスメント

　本章では，ひきこもりという現象を生物−心理−社会的にアセスメントするための方法論を示したい。第3章で述べたように，アメリカ精神医学会がDSM-Ⅲ，Ⅳ，Ⅳ-TRで採用していた多軸診断は，臨床的状況の複雑さを捉える必要性と，同一の診断名であっても個々のケースは均質ではないという認識に基づき，臨床，教育，研究における生物−心理−社会モデルの適用を促進することを目的としていた。

　これを参考に，厚生労働省による『ひきこもりの評価・支援に関するガイドライン』(2010)においても，ひきこもりケースを包括的（生物−心理−社会的）にアセスメントするために，以下のような多軸診断のモデルが示されているので，ご参照いただきたい。第6軸は本書の第2章で示した，確定診断と今後の支援・治療方針を加味した三分類である。

第1軸：背景精神障害の診断（発達障害とパーソナリティ障害を除く）
第2軸：発達障害の診断
第3軸：パーソナリティ傾向の評価（子どもでは不登校のタイプ分類）
第4軸：ひきこもりの段階の評価
第5軸：環境の評価
第6軸：診断と支援方針に基づいた三分類

II　ひきこもりケースの包括的アセスメント Global Assessment for Social Withdrawal：GAW

本書では，ガイドラインで示された評価システムを参考に，新たな評価モデル（Global Assessment for Social Withdrawal, GAW）を提案したい。構成は以下のとおりである。

ひきこもりの包括的アセスメント Global Assessment for Social Withdrawal：GAW
　　第1軸　ひきこもりに関連する情緒体験・症状
　　第2軸　パーソナリティと発達の特性
　　第3軸　心理的資質 psychological mind
　　第4軸　ひきこもりに関連する身体的問題
　　第5軸　ひきこもりに関連する環境要因の評価
　　第6軸　社会的機能水準の評価

　GAWがDSM-Ⅳや厚生労働省のガイドラインと異なるのは，必ずしも精神医学的診断を確定する必要はなく，ひきこもりの背景要因となっている情緒体験や症状を把握・同定することを重視している点である。このことによって，精神科医療の領域以外，あるいは医師以外の専門職の間でも積極的に活用されることが期待できる。
　また，第2軸には，第1軸の情緒体験・症状を生じさせる基盤となり得る特性を記載するという観点から，パーソナリティ障害ないしは特性，知的障害，自閉スペクトラム症（広汎性発達障害）やその他の発達障害，あるいは診断域下の発達特性についても把握・記載することとした。これらについても，第1軸と同様に確定診断を必要としない。

Ⅲ 使用マニュアル

1．第1軸　ひきこもりに関連する情緒体験・症状

　第1軸レベルとして，ひきこもりの直接的な原因・背景となっている情緒体験ないし精神症状を把握・同定する。たとえば，被害的な内容の幻覚・妄想，統合失調症の陰性症状，不安，パニック症状，抑うつ関連症状，身体化症状，PTSDなどのトラウマ反応，強迫症状などが記載される。
　このうち，ひきこもりのメカニズムを同定する上で特に重要であり，かつ慎重な把握が必要なのは不安と抑うつ症状であろうと思われる。

1）不安・恐怖

　対人恐怖については第2章を参照していただきたい。その他，ひきこもりを生じやすい不安・恐怖の例を示す。

- 迫害不安：批判される，攻撃される，傷つけられるなど，「…される不安」である。
- 抑うつ不安：大切な対象を失ってしまうという不安である。対象を傷つけたことへの罪悪感を伴う（「…してしまう不安」）。
- 分離不安：家または愛着を向けている人物からの分離に関する過剰な恐怖・不安である。
- 「わからない」ことによる困惑・不安：たとえば，自閉症特性をもつ人が「他者とのコミュニケーションがうまくいかない」という不安や困惑を抱く場合，複数の人による会話の際に，注意の向け方がわからなくなるのかもしれないし，話題になることが予測される特定のテーマであれば予備的に知識を身に付けることによって対応できるが，臨機応変な対応が必要となるような雑談にはついていけない，ということかもしれない。
- この他，失敗する不安（失敗恐怖），恥をかく不安，自己愛が傷つく不安なども，ひきこもりに結び付きやすい。また，第2章で対人恐怖について述べたように，それぞれの発現状況や回避している社会的状

況，病理水準についても把握・評価する。

2）抑うつ

抑うつに関連する情緒・症状を示す。たとえば，以下のようなものである。

抑うつ気分	意欲低下
集中力の低下	思考抑制
精神運動の抑制	興味や喜びの減退
自責感	罪業感
微小感	自傷や死に関する観念・行為
不眠，過眠	気力の減退
無価値感	疲労感
劣等感	自尊心・自己評価の低下
希望の喪失	理想の喪失
自己・他者への幻滅	自己不全感
悲哀感	空虚感
無力感	自己愛的な傷つき
絶望感	屈辱感

3）情緒体験・症状とひきこもりとの関係性

上記のような情緒体験・症状とひきこもりとの関係性について整理する。

第一に，これらの情緒・症状がひきこもりの原因・契機となっていることが考えられる。たとえば，何らかの不安や抑うつ関連症状がひきこもりを生じさせていると捉えられる場合である。

第二に，これらの情緒・症状のいくつかが，ひきこもり後に生起・増強している可能性が考えられる。たとえば，ある種の迫害不安は社会参加を回避している間に増強し，安全な対人関係を体験することによって軽減することがある。

第三に，ひきこもりとの関連が明らかではない症状が把握されることがある。たとえば，軽度の強迫症状が把握されているが，それがひきこもりと関連しているかどうか判断し難いような場合である。ひきこもりの背景

要因となっている情緒・症状に加えて、これらの症状についても第1軸に併記することとする。

第四に、社会的な刺激を回避することによって、これらの情緒・症状の多く、あるいは一部が潜在化している可能性がある。また、本人がひきこもり始めた時期の情緒体験を想起・言語化できない場合、面接や診察場面では不安や抑うつ症状などは把握されず、グループ体験や社会参加の段階で初めて気づかれることになるかもしれない。

2．第2軸　パーソナリティと発達の特性

第2軸では、第1軸の情緒・症状の基盤となる特性として、パーソナリティと発達の特徴を把握・記載する。

1）パーソナリティ特性

ナルシシズムの病理をもつ人は、自己愛的な傷つき、自己評価の動揺、万能的理想化と急速な幻滅（理想化された表象の喪失）などをめぐる不安や抑うつを生じやすい。また、シゾイドの病理をもつ人は、他者と親密になることに伴う不安・恐怖を生じやすく、漠然とした抑うつ感や空虚感を訴える人もいる。その他、回避性、依存性、強迫性などのパーソナリティ傾向がひきこもりに関連していることがある（第4章を参照）。

2）発達障害・特性

自閉スペクトラム症、知的障害、学習障害（特異的発達障害）、チック症（トゥレット症）などがひきこもりに関連していることがある。確定診断に至らなくても、ひきこもりに関連していると思われる発達特性が把握された場合は、この軸に記載する（第5章を参照）。

3．第3軸　心理的資質 psychological mind

問題認識の的確さ、内省力、洞察力、思いを巡らせ考える能力、言語化する能力、援助者との間で安定した関係を維持できるかどうかなどを評価する。また、抽象的な思考ができるかどうか、あるいは、抽象的／具体的な思考の整合性について検討する。たとえば、「他者とのコミュニケーショ

ンがうまくいかない」と述べたとしても、どのような場面で、どのようなコミュニケーションがうまくいかなかったのかなど、具体的なエピソードを語れない場合、上記の陳述はパターン的なレベルに留まっており、抽象度の高い思考とは言えないかもしれない。

　また、第1軸で把握された身体症状が、何らかの不安や葛藤が身体化されたものと推測されるケースがある。たとえば、居ても立ってもいられないような不安な心境が「知らないうちに歩き出してしまう」、現実に向き合うことを回避したい気持ちが「考えようとすると、首が横を向いてしまう」、家族との口論にうんざりしている気持ちが「家族と口論すると喉が痛くなる」、などと語られる場合である。これらの症状にも、いくつかの病理水準がある。たとえば、あるクライエントは、それらの身体症状を自らの不安や葛藤の表れ、象徴として考えてみることができるかもしれないし、現時点では、象徴性を欠き、身体感覚そのものでしかない（具象的思考）と捉えられるかもしれない。

　さらに、過去の体験や出来事、そのときどきの感情が大きく歪曲されている場合、低次の防衛機制がはたらいていることが考えられる。たとえば、大切なもの（学籍、自分の存在価値、友人関係、拠り所としていた居場所など）を喪失した痛みや失った対象を悼む感情の否認、それらは無価値なものであり、自分にとって取るに足らないものであるといった軽蔑、そのくらいのものはいつでも万能的に取り戻せるという万能的な感覚などである（躁的防衛）。過去に受けた仕打ちや社会への批判・復讐心への強迫的な執着が、現実から目を背けるような防衛手段となっていることもある。たとえば、現実的な対人関係上の不安に直面すると、過去のいじめ体験に対する怒りや批判に執着するような場合である。

　心理療法的アプローチを検討する際には、対象者の年齢や心理的資質に応じて、言語的・洞察的アプローチ、認知にはたらきかけるアプローチ、適応的な行動を増やすことを意図したアプローチ、問題解決志向のアプローチ、遊戯療法的なアプローチ、特定の心理療法よりも、まずは現実的な対人関係を再開することによって生じる変化に期待する、などを検討

する。

4．第4軸　ひきこもりに関連する身体的問題

アトピー性皮膚炎や摂食障害による肥満などの身体的問題が社会参加，対人関係を回避する一因になることがある。ある身体疾患のために，副作用として免疫機能を低下させる製剤の内服が必要となり，感染に対する恐怖から手洗強迫や外出への抵抗感が生じたケースもあった。

この他，ひきこもりによって生じている身体的問題，必要な治療を受けずに放置されてきた身体疾患などがあれば，この軸に記載する。

5．第5軸　ひきこもりに関連する環境要因の評価

ひきこもりの成因や長期化に関連していると思われる家族関係，家族機能，友人関係，その他の環境要因（学校の状況，職場の人間関係や就労状況など），経済・雇用状況などを記載する（家族状況については，第11章，13章を参照）。

6．第6軸　社会的機能水準の評価

対人関係の特徴や，集団，社会的場面への適応について評価する。過去と現在における生活状況，社会参加の経験とその水準，交際相手や友人の存在，繰り返されてきた対人関係パターンなどを記載する。不登校，休職・離職，友人関係の遮断，相談・受診の中断など，ひきこもりに関連するエピソードについては，できるだけ詳細に把握し，共通するパターンについて検討する。

また，特定の対人関係場面，社会的状況における適応，たとえば，援助者との個別面接では良好に適応するが，集団場面では著しく緊張感が高まること，作業の場面では問題が生じないが，世間話や雑談が苦手なために休憩時間になると困惑してしまうこと，個別面接では頑なさが目立ったが，グループでは他のメンバーに細やかな配慮を示すことができることなどを記載する。

さらに，当面の目標にできそうな社会参加のレベルが同定された場合もここに記載する。たとえば，通常の通学や進学，一般的な就労（障害者雇用枠を利用した就労を含む），簡単な内容のアルバイト，就労支援事業所の利用，精神科医療機関のデイケア，支持的なグループ支援（いわゆる居場所），などである。

Ⅳ　使用上の留意点

1．情報収集とアセスメントの方法

　GAW は，本人や家族との面接，グループ活動や作業場面における行動観察，知能・心理検査，質問紙や評価尺度の活用などによって把握された情報・所見を評価・アセスメントすることを想定している。数回の面接や行動観察では十分に把握できない場合，継続的な関わりが必要であり，治療・支援経過とともにアセスメントの更新が必要である。また，できれば，複数の場面・方法によって把握・アセスメントすることが望ましい。

2．強み（strength）への注目

　とくに，第3軸，5軸，6軸においては，本人，家族，友人，交際相手などのもつ強みや肯定的な側面にも注目し，治療・支援計画の策定に積極的に活用することを心がけたい。

　また，支援・治療経過における回復，発達，成長のサインに注目することも重要である。たとえば，第1軸で示したさまざまな不安のうち，迫害不安と抑うつ不安との間には明らかな発達論的ヒエラルキーがある。抑うつ不安の出現は，自分のことばかり心配していた人が，他者を心配するようになることであり，支援・治療が進展しているサインと捉えられることが多い。

3．適用の範囲

　対象年齢はとくに限定しない。思春期以降のケースでは問題なく活用で

きると思われる。
　言語化能力の低い学童期のケースでも，慎重な行動観察によって活用できるかもしれない。

V　事　例

　次に，GAWを活用したアセスメントの例を示す。

【事例1】

　事例は，初診時26歳の女性。初診時の主訴はパニック発作。高校まではとくに問題なく適応していたが，同じ予備校に通う男子生徒からストーキングを受けたことを契機に，19歳でひきこもり状態となったという。家庭状況は極めて複雑。母親は失踪中で，現在は父親との2人暮らし。父親が自分の社会参加を望んでいないこと，むしろ家に留めようと，彼女の不安を煽っていることに気づき，激しい怒りから父親を殴打したことを契機にパニック発作が生じたという。
　初診を担当した医師は，パニック発作に対する薬物療法に加え，彼女が言語化能力，内省性に優れ，治療動機も十分であったことから，週1日，50分の精神力動的心理療法を提案し，本人もそれに同意した。心理療法の治療者は30歳前後の男性であった。
　心理療法の開始後しばらくして，彼女は激しい悪夢を連続してみるようになった。たとえば，穏やかな男性と談笑していると，突然，裏庭から猛犬が飛び出してきて咬み殺されそうになる，最初は人間の姿をしていたが，途中から身体がドロドロと溶け出し，映画「エイリアン」のようになった化け物に襲われる，などである。また，一人の男性と無人島で暮らすことになったが，自分がその男性を容赦なく酷使し，虐げたために，その男性が死亡し，自分独りになってしまったというものや，激しい怒りから男性を刺殺する夢などもあり，過酷な迫害不安と同時に，自らの攻撃性や傲慢さに対して強い恐れを抱いていることが窺われた。その後，子どものとき

に親戚の男性から性的虐待を受けていたことが想起され，男性治療者と面接空間を共にすることの恐怖感を自覚できるようになった。

当初は，第1軸に相当する症状・情緒体験として，パニック発作と，詳細不明な男性に対する恐怖感や嫌悪感が考えられていたが，心理療法の経過から，それらとともに，男性に対する激しい怒りの感情と，自らの怒りの激しさに対する恐怖感を抱えていることがわかってきた。

第2軸について，治療者は当初，シゾイド機制の関連を考えていたが，性的虐待の体験や父親との複雑な関係が語られてからは，深刻な心的外傷がパーソナリティ形成に大きな影響を与えたと考えるようになった。

第3軸については，数回の面接で，これまでの生活歴やパニック発作が生じた経緯などを，時系列に沿って，わかりやすく語ることができたこと，そのときどきの自身の感情や考えを率直に語り，極端な否認や歪曲はないと考えられたこと，薬物療法だけでなく，心理療法的な治療によって自身の問題を解決したいという積極的な姿勢を示したことなどから，心理的資質が高く，洞察的な面接が可能であると判断した。

第4軸については，特記事項なし。

第5軸については，極めて複雑な家族状況と虐待。

第6軸については，彼女が高校生までは問題なく学校生活や友人関係に適応していたことから，上記のような恐怖感が軽減すれば，年齢相応の社会的機能を取り戻すことができると考えた。

その後，心理療法の担当者を女性に交代した。約1年後にはアルバイト就労が可能となり，良好に適応できたことから，社会的機能については当初の予測がおおむね妥当であったと思われる。虐待の体験がパーソナリティ形成に与えた影響は深刻であったが，もともとの心理的資質の高さが社会的機能の回復を助けたものと考えられた。

【事例2】

数年にわたる家族相談を経て，ようやく来談に至った22歳の男性。緊張が強く，うつむいたまま，顔を上げることもできない。質問に返答する

ことはできず，かすかにうなづく程度。以前は，家族に対しても新聞や雑誌で顔を隠していたという。身体の動きが不自然に硬く，協調運動の苦手さが窺われる。

　高校3年生のときに校外活動の流れが把握できておらず，強く叱責されたことを契機に不登校となり，そのまま卒業に至った。以後，ほとんど外出はしていない。自閉スペクトラム症を考えるような決定的な発達歴は把握されていないが，3歳児健診で不器用さとつま先歩きを指摘されている。保育園の頃から小中学校，高校まで，社会的な場面では緘黙に近い状態であった。また，学業成績は優秀であったが，作文や読書感想文などの課題が極端に苦手であったという。

　言語的交流の乏しさに反して，幼児期からルービックキューブやトランプなどで遊んでいたというエピソードから，視覚優位であることが考えられる。

　父親は高度な技術職。おそらく自閉症特性をもつ人で，本人に対して積極奇異なはたらきかけが多く，本人は父親との関係を頑なに拒絶している。母親は本人と少し会話ができる関係を保っているが，かなり抑うつ的でエネルギーに乏しく，精神運動の制止，思考の抑制も強いようにみえる。

　第1軸については，顕著な社交恐怖・対人恐怖が生じていることは把握できる。

　第2軸については，自閉症特性を有し，言語的活動の不得手や，その他にも発達上のアンバランスをもっていることが窺われる。

　第3軸については，知的能力の高さに反して言語化する力は乏しく，言語的な面接は成立しにくいと考えられる。

　第4軸としては，協調運動の苦手さや不器用さが挙げられるかもしれない。

　第5軸としては，家族機能の低さが問題解決の遅れの一因となっていることが考えられる。また，早くから場面緘黙に気づかれていながら，適切な支援が提供されてこなかった就学環境の問題も関連していたと思われる。

第6軸については，構造の明確なルーチンワークには適応しやすいが，普段と違う状況では適応が困難であり，必要な支援を自発的に求めることも難しそうである。現時点で，年齢相応の平均的な社会参加を目標にすることは難しいと考えられる。

以上のようなアセスメントのもとに，まずはゲームや軽いスポーツなどの非言語的なセッションに導入し，言語的な交流や社会参加については急がないという方針を立てた。父親に対しては，いま以上に本人との関係を悪化させないような具体的な助言が必要と考えられた。

【事例3】

さまざまな不安・恐怖症状や身体症状を主訴に精神科クリニックを受診した18歳の男性。

小学生時代から学習不振が生じており，不登校の時期も長い。中学校を卒業した後，ほぼ自宅閉居の状態が続いていた。

当初，ひきこもりの直接的な原因として述べられた第1軸症状は外出時の失禁恐怖であったが，その後，さまざまな状況で失敗に対する不安を感じていることが語られるようになった。また，第5軸で後述するような家族状況のために，自らの意思で社会参加を試みることができない，あるいは，本来の資質を発揮できないことに，強い不全感を抱いているようにも感じられる。

第2軸としては，過敏で回避的なパーソナリティ傾向。常に失敗を予期し，一歩を踏み出せない傾向がある。

第3軸としては，一対一の面接では，自らの不安やその背景について考え，語ることができる。極端な学習不振にもかかわらず，心理的資質の高さを窺わせる。また，「わかってほしい」「伝えたい」という意図を強く感じる（第10章を参照）。しかし，母親が同席しているときは，母親に同調するかのように身体的な不定愁訴に終始する。

第4軸としては，頭痛や倦怠感を中心に，さまざまな身体症状が生じている。また，極端な食欲低下とるい痩（やせ）が生じており，かなり疲れ

第5軸としては，父親の生前，激しい身体的虐待と心理的虐待を受けたことと，慢性精神疾患をもつ母親の影響がとくに大きい。本人が小学生の頃から，母親には原因不詳の意識消失発作がみられ，現在も続いている。また，同居している母方祖母は軽度の認知症であり，身体的にも病弱である。母親は家族以外の交流を求めようとせず，自分と祖母に対する支援を積極的に求めようとしないし，他者が家に入ることを拒否している。本人が一人で受診しているとき，待ち時間が長くなると，驚くほど苛立った表情で入室してくることに気づき，そのことについて話し合ってみたところ，彼は母親と祖母のことが心配で，長い時間は家を空けられないと感じていることがわかった。

第6軸としては，これまでの社会的機能水準は低いものの，他者と建設的な関係を形成し，自己発揮できる潜在力を感じさせる。

母親と祖母に，医療や障害福祉サービス，介護保険サービスを活用してほしいが，以前からそれらを拒んできた家庭であり，その事情を汲んだはたらきかけが必要であろう。保健・福祉分野の関係機関と連絡をとり，家族全体へのはたらきかけを検討することが必要である。また，できるだけ待ち時間の少ない時間帯に予約を入れ，本人一人で受診することを勧めてみたい。

VI ひきこもりのメカニズムを把握することの難しさについて

こうした多軸評定によって，多くの援助者がこれまで以上にひきこもりのメカニズムを把握しようと努め，ケースの理解が深まること，そのことが個々に応じた的確な援助方針の策定に結びつくことが期待できると思う。

ただし，こうした評定システムの限界や困難さについても認識しておく必要がある。とくにパーソナリティ特性は，繰り返されてきた対人関係パ

ターンや，対人関係をめぐって生じる感情や空想などを積極的に話題にすること，あるいは，転移－逆転移関係を慎重に検討することによって初めて把握されることも少なくない。また，クライアントがひきこもった当時の出来事や，そのときの感情・情緒体験を想起・言語化することができない場合には，まずは現在の支援を継続し，その過程において，その人がひきこもるメカニズムが明らかになってくるのを待たなければならないこともあるので，援助者はひきこもりのメカニズムを把握・同定することの難しさ，わからなさを自覚し，それに耐える必要がある。「わからなさ」によって生じる無力感の合理化が，支援を必要としているケースの放置，ひきこもり問題が包含する困難性の軽視につながり，結果的に，実状に見合わない行政施策などにつながることもある。専門的な治療者・援助者として，「自分が十分に理解できていないこと」と，「その人には何も問題がないこと」「支援の必要がないこと」の違いを常に意識しておきたい。

第Ⅱ部

ひきこもりケースの治療と支援

第7章 治療・支援の総論といくつかの留意点

I 『ひきこもりの評価・支援に関するガイドライン』について

　ひきこもりケースの治療・支援はかなり長期に及ぶことが多く，その過程においてもさまざまな課題や困難に直面する。『ひきこもりの評価・支援に関するガイドライン』[2)]は，それらの課題を一通りは網羅しているので，多くの援助者に活用を勧めたい。ガイドラインの特徴は，以下のようにまとめることができる。

①ひきこもりの背景にある精神障害に焦点を当てた治療，本人の心理的な自立を助けるための支援，家族や環境への介入など，生物的－心理的－社会的モデルを重視し，多軸評価システムを提唱していること。
②地域におけるネットワーク支援の仕組みづくりを推奨していること。
③包括的で一貫した支援体制の必要性を指摘していること。
④本人が医療・相談機関を利用していないケースにおける家族支援の進め方を示していること。
⑤本人への治療・支援について，個別から小集団の経験を経て社会参加や就労へ，といった段階的な治療・支援プロセスと，それぞれの段階における留意点を示していること。
⑥ケースによっては，薬物療法が必要となる可能性を示していること。
⑦自宅への訪問に関する標準的な指針を示していること。
⑧自傷他害などの緊急事例に対する介入の指針を示していること。

⑨個人療法的な支援や中間的・過渡的なグループでの支援段階に留まり続けるケース,あるいは一切の支援を拒んでひきこもり状態を続けるケースもあり,画一的に社会参加や一般就労を目標とすることはできないという認識を示していること。

Ⅱ その他,ひきこもりケースの治療・支援に特徴的なこと

その他,ひきこもりケースの治療・支援に特有の検討課題のうち,ガイドラインで触れられていない事柄をいくつか取り上げておきたい。

1. 治療・支援の目標がはっきりしない

ひきこもっていた人がようやく受診・来談したとき,多くの援助者は,まずはクライアントの受診・来談をねぎらうことから始めるものと思う。そしてその次には,これからやりたいこと,なりたいもの,行きたいところなどを話し合い,今後の目標をクライアントと共有することを試みるものと思う。もし,何らかの目標を語ってくれれば,それを共有し,治療・援助の方針について話し合うことができるが,ひきこもっていた人が明確な目標を語ることは,それほど多くはないように思われる。自己評価や自己効力感が低下している人が,自分には何もできそうもないと感じているのかもしれないし,自閉症特性をもつ人が,先々のことを想像しにくいのかもしれない。

いずれにしても,こうした場合,援助者は目標が不明確なまま,治療・支援に取り組まなければならないし,数カ月,年単位の面接を経て,ようやく共通の目標を見出すことができる場合もある。

2. 受診・相談の中断・ドロップアウトが多い

ひきこもりケースの治療・支援に取り組んでいる治療者・援助者のなかで,ドロップアウトを経験していない人は少ないのではないだろうか。ひきこもりという問題を治療・支援の対象とする以上,ドロップアウトは避

第7章 治療・支援の総論といくつかの留意点

けては通れない課題でもある。また，ドロップアウトが生じるメカニズムや，その要因を検討することは，個々のケースにおけるひきこもりのメカニズムを検討することにつながるし，まさに本質的な治療・支援課題でもある。

　ドロップアウトには，いくつかのパターンがある。たとえば，初期においては，本人が緊張感や不安感に耐えられない場合や，本人の動機づけは曖昧なまま家族に促されて受診・来談したものの，治療者・援助者の態度やコメントに反発や幻滅を感じ，以後の受診・相談を頑なに拒否するようなことも少なくない。同じ治療者・援助者に出会っても，それぞれの生活歴や対象関係のあり方によって，厳格で怖そうな人にみえたり，穏やかで親切そうにみえることもあろう。治療者・援助者の年齢，性別，態度，言動などの他，受付スタッフの応対，待合室や面接室の構造・配置など，さまざまな要因を個々のクライアントの立場になって見直してみることが必要である。

　第4章では，自己愛的なパーソナリティをもつ人が，面接で自らの体験を語る屈辱感に耐えられず，中断に至ったケースを提示した。自己愛的なパーソナリティに特異的なパターンとしては，万能的に理想化していた治療者・援助者や所属したグループに対して幻滅を感じ始め，脱価値化によって中断に至ることがあるし，それ以前に，治療や支援を求めること自体を自らの自尊心に対する脅威と体験し，受診・相談を求めない人もいる。

　また，自閉症特性をもつ人にとっては，診察室・面接室の遮音性や塗料の臭いなどが問題となる場合もあるし，治療者・援助者が伝えた言葉をどのように理解・解釈しているかについても，慎重な配慮が必要である。

　ただし，ドロップアウトを単に治療・援助の失敗や危機として捉え，そのような事態を防ごうとするだけでは不十分である。クライアントが治療・支援からドロップアウトしようとする局面は治療・支援関係からのひきこもりを意味しており，その人がこれまでひきこもってきたパターンの再現である可能性が高い。したがって，「診察に来たくない」「面接をやめたい」「しばらく間を空けたい」といった気持ちの背景をクライアントとともに

検討し，その局面を乗り切ることができれば，クライアントの自己理解が深まる，クライアントが自身の成長を実感することができる，治療同盟がさらに強化されるなど，有意義な治療的局面になり得る可能性を含んでいるという視点を併せもっておきたい。

まったく予期していなかった突然のドロップアウトに驚かされることもあるし，あとから考えても原因がわからないこともあるが，クライアントの遅刻が増えてきたとき，予約した面接に来なかったことを「うっかりミス」と説明するようなときにも，診察や面接，グループの参加などにつらさを感じている可能性を考えてみるべきであり，たとえば，「グループに参加するのが少しつらくなっていませんか？」と率直に訊ねてみることをお勧めしたい。

3．他機関への紹介が難しい

他機関に紹介する際に支援が中断するパターンもある。たとえば，相談機関で受け付けた相談ケースを医療機関につなごうとするとき，逆に精神科医療機関が相談・支援機関を紹介するときなどである。丁寧な紹介が必要であることは言うまでもないが，丁寧に紹介したつもりでも，あとで確認してみるとつながっていないこともあり，新しい機関の利用や初対面の援助者との出会いがクライアントにとって予想以上の負担になる可能性があること，また，その不安感をクライアントが援助者に伝えられない可能性があることに留意する必要がある。

これは，ひきこもりケースの支援体制整備を検討する際に重視すべき特徴の一つでもある。つまり，支援段階がステップアップするたびに他機関を紹介するようなネットワーク型の支援体制はひきこもりケースには不向きであり，理想的には，長期に及ぶ治療・支援段階を一貫して支えられるような中核的な治療・支援機関の設置が望ましい。また，ネットワーク型の支援体制を想定する場合には，おもな支援機関の移行にあたってきわめで慎重な配慮を必要とすることを強調しておきたい。

4. 慎重なアセスメントが求められる

　ひきこもりケースに限ったことではないのだが，とくに公的相談機関の専門職の中に，アセスメントが不十分なまま，とにかくどこかの機関につなぐことで支援を終了しようとする人が少なくないことが気になる。本人や家族がその必要性を理解していないにもかかわらず，とにかく精神科医療機関を受診させようと一方的にはたらきかける場合がその典型である。

　医療機関を紹介するのであれば，まず，援助者が本人に薬物療法の対象となるような精神症状が生じていることを把握し，その症状が薬物療法で軽減する可能性があることを本人・家族と共有する必要がある。あるいは，今後の社会参加にあたって精神保健福祉手帳が必要であることを理解し，本人・家族が取得を希望するに至った場合には，医療機関の受診が必要になる。

　こうした目的を説明することも共有することもしないままに，ただ単に医療機関への受診を勧奨しようとすることで，本人・家族が援助者に不信感を抱くだけでなく，担当医にとっても本人・家族にとっても，初診の場が不本意な出会いになることがある。私は，こうした画一的な受診勧奨がこれまで多くの支援中断やミスマッチ，不必要な医療不信を生じさせてきた側面があると考えている。長期化したひきこもりケースには，過去に受診歴があり，「もう二度と受診はしたくない」と述べる人が少なくない。こうした状況を生じさせた背景には，医療側の対応の問題だけでなく，受診に至るまでのプロセスに関して重大な瑕疵があったのではないかと思うのである。

　序章でも述べたように，ひきこもりケースの支援にあたる多くの援助者に，しっかりとしたアセスメント技術を身に付けてほしいというのが本書の目的であり，その一例を第6章で詳述している。かなりハードルが高いと感じる人も少なくないとは思うが，すぐにできるかどうかではなく，一つの到達目標と捉えていただきたい。アセスメントしようとする姿勢をもつことによって，自分の面接や行動観察が変わることを実感できるものと思う。

5．治療・支援が長期化しやすい

　第2章で提示した私たちの共同研究[1]では，本人が精神保健福祉センターに来談したケースのうち，2年半ほどの調査期間内に週3日以上の通所や就学，一般就労に至ったのは15％に留まり，支援期間としては平均1年半から2年を要していた。これらのデータは，ひきこもりケースに対する支援の難しさと，治療・支援が長期に及ぶ傾向を表している。

　しかし，いくつかの精神保健福祉センターで実施している週2日以上のグループ支援を対象とした調査からは，はるかに多くのケースが社会参加につながっていることを示すデータも得られていることから，時間をかけた丁寧な治療・支援体制を整えれば，より多くの人たちを社会参加に結びつけることができる可能性がある[3]。

　ただし，先の段階に進めず，ある段階に留まり続けるケース，あるいは，行きつ戻りつするような経過が延々と続くケースもある。こうした場合，治療・支援は終結しないこともあり得るし，年単位の治療・支援によって，わずかずつではあっても行動範囲や社会参加の幅に広がりが生じ，10年かけてアルバイトや障害者雇用制度を活用した就労につながるケースもある。

　ガイドラインでは中間的な支援段階に留まり続けるケースがあることも示され，「避けねばならないのは支援が届いていない状況での不必要な停滞であって，支援を受けながら進行する時間が各事例の事情に応じて異なることは当然のことと心得るべきです。当事者やその家族のなかで熟していく時間や，内面的な取り組みが行われている時間に無駄はありません」と述べられているが，長期化したケースの支援にあたる治療者・援助者にとって，支援が不必要に停滞しているのか，見守るべき意味のある時間として捉えられるのかを判断することは必ずしも容易ではない。

　また，治療・支援期間が年単位に及ぶケースは少なくないし，クライアントが何度目かの誕生日を迎えれば，援助者は自分の支援がどこかで間違っているのではないか，あるいは，自分がひきこもりの長期化に加担しているのではないかと不安になる。そのことを常に考えながら，焦り過ぎ

ず、しかし工夫のない治療・支援を漫然と続けることのないように心がけたい。そのためには、とくに長期化したケースでは、これまでの経過を振り返り、クライアントが成長しているサイン、よくなっている点を探すことも一法である。生活範囲の拡大や社会参加の程度だけでなく、たとえば、「最初の頃より、自分のことを考えられるようになった」「自分の感情や考えを話せるようになってきた」「どちらかに決めつけることなく、アンビバレンスに耐えられるようになった」「過去の出来事に執着することが減って、現在のことを考えるようになった」などである。いま自分とクライアントが取り組んでいることに意味や成果を見出すことができれば、展開の乏しい経過にも耐えることができる。

6. 特有の逆転移と治療・援助関係

　ひきこもりという問題は、多くの人たちに共感ないし保護的な感情を引き起こし、同じくらい多くの人たちに批判的な感情を引き起こすようである。それぞれが自身の不安や自己の一部を投影しているのかもしれないし、それぞれの生活歴や家族歴が影響しているのかもしれない。

　ひきこもりケースの診療・面接において特徴的な治療者・援助者の逆転移と治療・援助関係についても述べておきたい。ひきこもっている人との診療や心理療法、相談面接において治療者・援助者に生じるさまざまな逆転移のうち、「クライアントの内面に踏み込み、傷つけてしまうのではないか」「拒絶されるのではないか」といった不安はかなり普遍性の高いものであろうと思われる。こうした不安によって、治療者・援助者はクライアントの内的体験に焦点を当てた面接や心理検査の実施を躊躇したり、当たり障りのないやりとりに終始する結果、いつになってもケースの理解が深まらないという事態が生じやすい。しかし一方では、「踏み込み過ぎない」という姿勢は、その状況で、そのクライアントに対して必要な配慮であるのかもしれない。ひきこもりケースにおいて、治療者・援助者がその狭間で迷い、揺れ動くことは、むしろ必然と言える。その迷い自体がクライアントから投影されたものであり、本来はクライアント自身の迷いやジレン

マなのかもしれない。

　また，第11章では，ひきこもる本人と家族との間で生じやすい悪循環のパターンを示している。それらは，①家族からの叱咤激励を嫌う本人が家族との関係をも避けるようになり，焦りを感じた家族がさらに叱咤激励を強める，②他罰的な本人が親の責任ばかりを追求し，自責的になっている親が本人の攻撃的・支配的な言動に服従する結果，自らが問題解決に取り組もうとする本人の動機づけがさらに低下する，③家族が本人への関わりやはたらきかけを回避すること，あるいは家族だけで何らかの解決策を見出さなくてはならないと思い込むことによって，問題解決に向かうべき本人の動機づけや現実感がさらに低下し，家族はさらに本人との関わり方がみえなくなる，といったものである。

　こうした悪循環は，本人と家族との間だけではなく，治療者・援助者とクライアントとの関係においても生じやすいものであると認識しておくことは臨床的に有用である。たとえば，①クライアントに対して批判的になり過ぎていたり，背中を押すことに夢中になっている治療者・援助者と，そのことで，さらに回避傾向を強めているクライアント，②治療・支援が進まないことで自責的になり過ぎている治療者・援助者と，依存的・他罰的な傾向をエスカレートさせているクライアント，といった関係性が生じているかもしれない。あるいは，③治療者とクライアントの双方が回避的になり，情緒的にひきこもった状態のまま治療・援助が膠着状態から抜け出せなくなるような状況も生じやすい。治療者・援助者は，そのような治療・援助状況に気づくことで行き詰まりを打開し，治療・援助を先に進めることができるかもしれない。

7．各論的な治療・支援論

　上記のように，ガイドラインでは，本人への治療・支援について，個別から小集団の経験を経て社会参加や就労へ，といった段階的な治療・支援プロセスと，それぞれの段階における留意点を示している。こうした総論的な治療・支援論に加えて，個々の精神病理に応じた各論的な治療・支援

のあり方をさらに深めてゆく必要性についても指摘しておきたい。たとえば，おもに社交恐怖やパニック障害などの不安障害によってひきこもりが生じている神経症圏のケースに対する治療・援助指針，あるいはパーソナリティ障害や自閉症スペクトラム障害と神経症性障害が併存しているようなケースに対する治療・支援の留意点や技法上の工夫などである。

　ガイドラインの公表後に生じた大きな変化としては，発達障害，とくに自閉症特性をもつ人たちに対する治療・支援について論じられる機会が飛躍的に増えたことが挙げられる。確かに，自閉症特性をもつ人たちがひきこもりに至る特有のメカニズムがみられるし，支援についてもその特異性を検討する必要がある。その一方で，パーソナリティ障害圏のケースについては論じられる機会が少なくなっているように思われるが，臨床場面では中断・ドロップアウトが多く，依然として治療・支援が難しいのではないかと思う。第8章では，シゾイド機制を基盤とする内的なひきこもりについて取り上げてみたい。

参考文献

1) Kondo N, Sakai M, Kuroda Y, et al (2011) General condition of hikikomori (prolonged social withdrawal) in Japan : Psychiatric diagnosis and outcome in the mental health welfare center. International Journal of Social Psychiatry, 59; 79-86.
2) 厚生労働省（2010）ひきこもりの評価・支援に関するガイドライン．http://www.mhlw.go.jp/stf/houdou/2r98520000006i6f.html
3) 榊原　聡，近藤直司（2012）ひきこもりケースに対するグループ支援について―精神保健福祉センターにおけるグループ支援の成果より．精神科治療学，27(10); 1371-1378.

第8章　内的なひきこもりへの心理療法的アプローチ

I　本章で取り上げること

　第1章で述べたように,「ひきこもり」という用語には，内的・心理的な現象としての側面と外的・現実的な現象・症状としての側面がある。本書はおもに外的・現実的な現象・症状としてのひきこもりに焦点を当てているが，本章で取り上げるのは，パーソナリティの問題を背景としたひきこもりケースのうち，内的・情緒的なレベルで生じているひきこもりであり，①シゾイド機制を背景とする内的なひきこもりの様相，②内的なひきこもりに気づくための逆転移（治療者の心）の利用，③クライアントの内的なひきこもりを保証することの治療的意義，といった観点について考察したい。
　事例提示においては匿名性に配慮し，プライバシーにかかわる情報については大幅に加工してある。

II　事　例

　クライアントは初診時22歳の男性。大学に進学したが，おもに視線恐怖のために退学。その後3年間は抑うつ的な状態が続き，自宅で読書やゲームなどをして過ごしていた。家族の相談によって事例化し，母親からの促しによって本人も速やかに受診した。
　彼は年の離れた末子として育ち，家族の中では，いつも小さな子どもの

ように扱われていると感じてきた一方で,「自分は頭が良いし,スポーツもできる」という密かな自負心もあり,その自信が揺らぐような事態に直面することを回避してきこと,また,自分の能力を他者に知られないように苦心してきたことを語っていた。その一方で,「こんな奴が格好をつけようとしているのかと,店員に見下されているのではないか」という不安のために,若者向けの衣料品店に入れないなど,セルフ・エスティームの不安定さと自己愛的な内的世界を他者に見知られ,貶められ傷つけられる不安が彼の生活を大幅に制限しているようであった。

家族については,父親を不思議な力をもつ人として理想化し,科学的には解明できないような超自然的な現象を好む傾向も強いようであった。一方,母親については,これといったコメントが思い浮かばないようで,ほとんど何も語られなかった。

治療者は診断面接を終えた時点で,操作的診断では社交不安障害や広場恐怖などの不安障害に分類されるものの,本質的には自己愛的なパーソナリティの問題であると判断した。治療方針としては,構造化された心理療法に導入し,生活範囲を拡大することに少しずつ取り組みながら,その過程で生じる問題への対処を一緒に検討していくという案と,今のような事態に陥った自分について考えてみるという二つの案を提示し,どちらかと言えば前者を勧めたが,彼が後者を強く希望したことから週1回,50分の精神分析的心理療法が開始された。

当時,治療者はひきこもり状態に陥っている人との心理療法の経験に乏しく,診断面接を終えた時点では,漠然と「2～3年で何らかの落としどころが見出せるのではないか」と考えていたが,この心理療法はその予想に反して行き詰まり,長期化していった。また,その経過において,自己愛パーソナリティと捉えるよりはシゾイドパーソナリティと捉えた方が,治療関係について的確に理解できると考えるようになった。

III 治療経過

まず，治療開始から6年目の前半までを簡潔に振り返る。そして，6年目の後半から8年目までの時期と，8年目に入った終盤10カ月間の経過を詳しく述べたい。

1. 6年目前半までの概要

治療開始当初，クライアントは自分の欠点や失敗談を面白おかしく語ることに終始した。治療者は，自分を茶化すような連想に同調しても，あまり取り合わないようにしても，彼をあざ笑うか，無視するか，いずれにしてもサディスティックな役回りになる窮屈さを感じた。

心理療法が3年目に入った時期には，クライアントには治療者のコメントを不機嫌そうに否定するか，治療者の言葉を途中で遮って話し続けるといった態度が目立ち，治療者は強い圧迫感を抱くようになっていたが，あるセッションがひどく停滞したまま終了しても，その翌週には，ある程度の洞察的な内容が語られていたこと，あるいは，彼がいくらか社会参加するようになるなど，生活面で多少の変化がみられていたことから，治療者は治療が深刻な行き詰まりをきたしているとは捉えていなかった。セッションでは彼の自問自答のような連想が続き，治療者が解釈を伝えたり，お互いのアイデアを一緒に検討するような場面はなくなっていった。

5年目に入っても，彼の生活や治療関係にはそれ以上の変化は何も起こらなかった。また6年目に入った頃から，治療者は毎回のセッションで，これまでにない激しいイライラを感じるようになっていた。この頃の彼は，セッションの冒頭では沈黙し，その後は窓の外を眺めながら淡々と，ときには治療者に聴こえないような小声で終了時間を過ぎても一人で話し続けていた。その多くは，自分にはこういう面がある，自分のこういう面に気づいたといった一見洞察的な内容か，以前に比べて自分はこう変化したといったポジティブな報告で，まったく自己完結的に知性化されていること，

他者との関係性，とくに治療者 – 患者関係の文脈が欠如していることが特徴的であり，治療者はこのことに苛立ちを感じていた。

　たとえば，彼は自らのサディスティックな性的嗜好について語るようになり，その性的嗜好が女性に対して抱いてきた怖さの反動形成であるという理解が，彼にとって霧の晴れたような「大発見」とされた。しかしこうした「大発見」は常に彼が自分だけで生み出したものであり，治療者や治療者 – 患者関係は何一つ影響を及ぼしていないかのようであった。治療者にはこうした「洞察」のほとんどがとるに足らないもののように感じられ，何かを伝えようとすれば，「今，話しておられることは，あなたにとって本当に重要なことなのですか？」といった皮肉や批判的なコメントばかりが頭に浮かんでしまい，言葉を発することができないような感覚に囚われていった。

　また，治療者が何かコメントしたとしても，彼は治療者が伝える内容に決して同意しようとはしなかった。彼が受け容れるのは「なるほど」といった相槌程度の反応までで，「〇〇ということですね」などと明確化しようとしたり，少し言い替えたりするだけでも即座にそれを否定するため，治療者はウンザリした気分で沈黙し，ひきこもったまま終了するセッションが多くなっていった。

　また，この時期，治療者は心理療法の長期化について取り上げたことがあった。治療者は，彼が自分に生じた"良い変化"を報告し続けることについて，この心理療法によって自分がいつまでも変わり続けられると感じているのではないかという解釈を伝えた。彼は，あれ以来は「大発見」が訪れていないこと，そろそろ今のままの自分を受け容れて，本格的に動き出すべき時期だと考えていることを述べたが，実際には何も変えようとはしなかった。

2．6年目の後半から8年目:「閉じた関係」が中心的なテーマになった時期

1）建て直しを図る

　何かが決定的にうまくいっていないことは明らかであった。治療者は，自分がクライアントの拒否的な態度に傷ついていること，情緒的な交流をもてずに苛立っていること，同時に，クライアントを傷つけまいとして葛藤的になっていることは自覚していたが，そのことから現在の治療関係やクライアントが抱いている不安や葛藤について，さらに思索を巡らせることができなかった。まずは自らがひきこもりから脱することで，治療状況に変化を生じさせようと考えた。そのため，彼に対するイライラを制御しようと努め，どのような伝え方であれば批判的になり過ぎずに自分の理解や解釈を伝えられるかを繰り返し吟味した。それでもなお，一方的に解釈をねじ込んでいるようなサディスティックな感覚を拭うことはできなかったが，クライアントが治療者の解釈や介入を嫌っていることや，彼の"カッコつきの洞察"は常に彼が自分の内部を一人で検索することによってのみ生み出されており，"洞察"が生み出されるプロセスにも，あるいはその内容にも治療者－患者関係がまったく介在しない不自然さなどについて少しずつ伝え始めた。

　また，この局面で，彼のマゾヒズム，つまり自分を「笑い者にされるようなダメな人間にしておこうとする傾向」について触れると，彼は「もうこれ以上そうしなくても良いということですね」「楽になりましたよ」と，言い捨てるように応じた。治療者には，それが激しい逆襲の予告のように感じられ，その怒りの激しさに背筋が凍るような感覚に襲われた。そしてこの直後，彼は，親戚から仕事の手伝いを頼まれているため，まとまった休みがほしいと希望した。彼が治療関係からひきこもろうとしていることは明らかであったが，終了間際の唐突な申し出に戸惑ったこともあり，治療者は提案をそのまま受け容れるしかなかった。

2）閉じた関係に身を置く

　連絡を受けて再開した8週間後のセッションで，彼は以前にも増してマ

イペースで，淡々と，まったく自己完結的な内容を話し続けた。これは治療者にとって強烈なセッションであった。「なぜ，ここまで交流できないのか」という困惑で頭が一杯になり，落ち着きを取り戻すにはクライアントの連想が耳に入ってこないように遮断するしかないと感じた。躊躇しながらも，治療者は聴くことをやめた。このときの治療者の体験は，「交流することを断念する」「完全に閉じた関係に身を置く」といったものであった。

数回後のセッションで，つながりを取り戻すような，ある連想が治療者の耳に飛び込んできた。彼は母親との口論の最中に，彼の考えを一切受け付けようとしない母親の態度を「否定された」と感じたこと，その瞬間，「心が閉じてゆく感覚」を，まるで「閉じてゆく音」が聴こえるようなリアルさを伴って体験したこと，そして怒りをぶつけ合うような事態を回避するために，それ以後はできるだけ母親と関わらないようにしていることを語ったのであった。彼がこのことを話しているとき，治療者の心には，その当時，論争になっていた干拓事業で，長大な堤防が激しい勢いで湾を外海から遮断してゆくニュース映像が浮かんだ。治療者は治療場面における彼のひきこもりについて触れ，彼が治療者に介入させないために話していることがあり，そのときはどのような内容が語られていようとも，心は閉じているのだろうという理解を伝えた。

これに対して彼は，自分の話した内容に治療者が「なるほど」といった相槌程度の反応を示せば，それによって「自分が形づくられる」と感じることができるため，治療者の反応を敏感に窺っていること，そして治療者がひきこもってしまうことで反応が読み取れず，困惑していることを語った。同時に，「何かがわかるときは，先生の反応をみて一人だけでわかる」「"一緒に徐々にわかってくる"ということがないのは，頼ってしまって自分がなくなってしまうのが怖いのかもしれない」と述べた。この局面で初めて，クライアントと治療者は，彼の内的なひきこもりについて話し合うことができた。治療はようやく動き出したように思われた。

彼はさらに，治療者のコメントが自らの体験と「微妙にズレている」と

感じると動揺してしまうこと，これまでも，「ズレ」を感じたときに治療者の言葉を即座に否定してきたことを語った。そして，「他の人たちがしているらしい"キャッチボール"が，自分にはピンとこない」「受け取ってほしいけれど，投げ返してほしいとは思わない」「自分のペースを崩されると，不安で落ち着かなくなる」と語った。彼が治療者－患者関係について語ったのはこのときが初めてであったし，このセッションを含めてその後の数回は，彼の"伝えよう"という意図や，治療者のコメントを"受け容れてみよう"とする意図が感じられていた。彼の内的な体験や空想が生き生きと語られると同時に，治療者にも彼を"理解しよう"とするモチベーションが回復し，彼の内面や人柄に触れる新鮮さを実感できるようなセッションが続いた。

　こうした数セッションの後，再び関係が閉じ始めてきたように感じられたセッションで，治療者は彼の連想に感情や情緒が感じられなくなったことを伝え，「他者との間で傷つけ合うような事態になるより，一人だけで自分のことを考えたいのでしょうね」と伝えた。彼は，「感情ですか。感情や情緒といえば怯えと怒りばかりです」と答えた。このとき治療者は，彼が再びひきこもり始めた理由や，彼をひきこもらせた治療状況を理解することはできなかったが，少なくとも彼が強烈なシゾイド・ジレンマを抱えていることは間違いがなさそうであった。

3）解釈の失敗

　その後も彼は，自分がしばしば暴力的な空想に耽っていることや，自分が根本的にそれほど人とつながりたいとは思っていないことに気づき始めたなど，内的な体験について語っており，治療関係はかろうじてつながっているように感じられていた。彼は，母親が自分の気持ちを受け容れようとせず，強引にねじこんでくるような態度を示し続けることに逆上して，壁を殴りつけて穴を開けてしまったというエピソードを想起し，状況によっては自分が恐ろしく暴力的になってしまうという不安を初めて語った。治療者は，彼の連想や発見を「とるに足らないもの」と感じて受け容れようとしない治療者の態度や双方の認識の「ズレ」，あるいは解釈を強

引にねじこまれるような感覚によって,治療関係においても暴力的な衝動を煽られてしまう不安を感じているのだろうと伝えた。

しかし,このセッションの翌週からの連想は治療者にはまったく理解できた気がしない,混沌とした内容に一変し,治療者は麻酔を打たれたように機能できなくなった。それは,連想を聴きながら思いを巡らしたり,考えたり,想像したり,空想したりすることができなくなる,つまり,メンタライズできなくなり,自由を失った閉じた心的状態に陥る感覚であった。彼と治療者との関係は再び完全に閉じたようであった。

この局面で治療者は,彼の内面を理解したいとか,情緒的につながっていたいとか,この心理療法によってひきこもりから脱出させ,社会参加を促したいといった自分の側のニーズや野心が治療関係を不安定にさせていること,自分の解釈をクライアントに押し付けるばかりで,真に彼を尊重しようとする姿勢に欠けていたのではないかという強い自責感を抱いた。

3．8年目に入った約10カ月間：治療者が一切の介入を控えるようになってから

これを契機に,治療者は一切の明確化や解釈を控え,聴くことに徹するようになった。というか,それ以外には自らのスタンスが見出せない,そうせざるを得ないような,追い詰められた感覚であった。その後の10カ月間で,クライアントと治療関係にみられた変化は以下のようなものであった。

①しばらくの間,彼は少し動揺し,戸惑っているようにみえた。たとえば,50分のすべてを沈黙したり,その翌週には,次々に社会的・外向的な試みを始めたことを報告した。また,身体に再生能力があることを確認したり,ぬるま湯に浸かっているような状態から現実感を取り戻すためにリストカットしてみてはどうかと考えたことがある,といった過去の体験を語ったりしていたが,2カ月ほどしたセッションで,「最近は落ち着いて生活できるようになりました」と話していた。

②セッションの冒頭で,彼は長く沈黙するようになった。沈黙は10分

から30分以上にもおよび，その後，静かに語り始めるようになった。
③連想を語る彼の態度には，自分に向き合おうとする真剣さが感じられるようになった。身振り手振りで表現しようと試みたり，頭を抱えて考え込むようなこともあったし，連想には明らかに彼の実感がこもるようになった。
④その後，彼は連想を語りながら治療者の方を向くようになった（彼には回転できる椅子を使ってもらっていた）。また，セッションの始まりと終わりには，治療者の目を見て丁寧に挨拶をするようになった。
⑤母親に関する連想が急速に増えた。それらは，もっぱら侵入的・操作的であるという批判的な内容が中心であった。
⑥自分の「やりたいこと」について，さまざまに思いを巡らすようになった。
⑦明確化や解釈によって彼の反応を確認することができなくなったため，治療者が「理解できた」「わかった」と感じる機会はほとんどなくなった。

　この10カ月間で，彼は極めて印象的な内容をいくつか語った。3カ月目，彼は母親に出された問いに正答できない，母親に要求されていることを正確に理解できないといった体験を，子どもの頃から何百回も体験してきたと語り始めた。これらは，たとえば「母親に言い付けられて買い物をして帰っても，それは母親の求めていた商品ではない」といった体験である。彼は治療の終盤に至って初めて，「母親の答えがぼくに出せないのは仕方のないこと」「自分は自分の答えを出せば良い」と感じ始めたことを語った。そして，その翌週は，これまでの「閉じる」という内的な現象について触れ，「これ以上は何を言っても自分には伝わらないということを相手にわからせようとする意図があったのだと思う」と振り返った。

　さらに7カ月後のあるセッションで，彼は自分が本当に望むものは何だろうかと思いを巡らしていた。しばらく黙考した後で静かに話し始めた彼は，つい先ほど，駐車スペースが見つからずに困っていた運転手に，自分が気づいていた空きスペースを教えてあげたいと思ったことを思い出し，

「あんな場面で，普通に話しかけられたら楽しいだろうなあ」と語った。

この1カ月後，彼は就職活動を始めることと心理療法の終結について考えていることを述べた。治療者も同意し，振り返りのための数セッションを経て終結した。

Ⅳ　考　察

1．治療の行き詰まりについて

まず，治療の行き詰まりと長期化について検討したい。第一に，クライアントは，本当の自分には触れられたくないし，特徴的な知性化によって自分自身にも触れようとしない人であったと思われる。解釈を拒否する傾向が目立ち，とくに治療者－患者関係に焦点を当てた解釈によって彼の緊張感や不安は急速に高まり，情緒的な交流をさらに難しくさせたものと思われる。「閉じた治療関係」がようやくつながりを回復したように感じられたセッションで，彼は相槌や明確化，解釈といった治療者の反応や介入をどのように体験していたか，あるいは治療者や治療関係を排除した「一人でわかる」という体験について語っており，当時の彼にとって，治療者の「相槌以上」の介入が極めて侵襲的に体験されていたことが窺われる。治療者－患者関係における体験を通して自己理解を深める以前に，「自分を形作る」という水準の治療・発達課題であることと，その切実さを治療者が捉え切れていなかったことが，行き詰まりと長期化の最大の要因であったと思われる。

第二に，彼には超自然的・魔術的なものを好む傾向があり，これも治療の行き詰まりと長期化に関係したように思われる。たとえば，診断面接で語られていた万能的な父親表象がそれである。また，彼が洞察的な心理療法を強く希望したことから考えると，心理療法はかなり早い時期から万能的に理想化されていたのかもしれない。現実的な変化や社会参加を頑なに拒みつつ，外部との接触のない知性化されたカッコつきの「洞察」によって，彼は「もっと大発見がある」「自分はもっと変わり続けられる」とい

う万能的な空想を維持し続けていたように思われる。

　そして，こうしたシゾイド機制や万能感を基盤として，治療開始3年目から6年目までの間，治療関係は相互的なひきこもり状況に陥っていたと考えられる。クライアントにとっては自分の気づきや発見を治療者が受け容れない，治療者にとってはクライアントが解釈を受け付けないことによって，それぞれが強いフラストレーションを体験し続けており，そのフラストレーションによって，あるいはそれを怒りとして相手にぶつけてしまうことを避けるために両者はお互いにひきこもっていた。これが三点目である。

　また，クライアントにはどうしても受け容れられないことがあり，これも行き詰まりの要因になった。一つは治療者の言葉であった。相槌程度の反応とは対照的に，治療者が言葉にする明確化や解釈は彼に「ズレ」と体験され，彼の内的な秩序や安定感を脅かすようであった。このことは，彼が対象との間に生じる「ズレ」を受け容れ，「キャッチボール」を活用しながら新しい自己理解や関係性を生み出すことが困難であることを示していた。こうしたクライアントの傾向を強迫性や同一性保持の傾向，あるいは，象徴形成の障害と考えてみることもできる。しかし，無意識的な治療者－患者関係に注目し，投影性同一化，つまり，「声や言葉にはならない訴え」，あるいは「クライエントが体験してきたことを治療者が体験することを通して伝えられる無意識的な訴え」として捉え直してみるならば，手厳しく拒絶され，疎外され，傷つき，うんざりしていた治療者の体験は，「求めているものからずれている」と母親に撥ね付けられ，何百回も傷ついてきたというクライアントの体験そのもの，あるいは，その一部であり，彼は無意識的にそのことを伝えようとしていたと考えられる。

　彼が受け容れられなかったことのもう一つは，自らの洞察や感情が治療者との関係から生じたとか，治療者との関係に影響を受けたという事実であった。これを受け容れれば，彼は"依存し過ぎて自分がなくなる"と感じてしまうようで，もっと遠くから治療者の反応を探り，一人で自分を形作ろうとしていたことを語っている。自己形成のためには，近づくと呑み

込まれ，自分がなくなるような関係ではなく，適切な距離感を保った対象関係が必要であったことを示唆している。彼がこうした心理的な距離を必要とするようになった経緯は，上記以上に詳しくはわからないが，診断面接において，すでに小学生の頃には自分の内面，とくに自分の能力や自負心を他者に見知られないように苦心していたことを述べている。

2．治療者が内的なひきこもりに気づくこと

次に，内的・情緒的交流が絶たれたことを治療者はどのように把握するのかということについて述べる。たとえば，「事実関係については話していても，自身の感情を語ろうとしていない」といった語り口に関する観察によって把握できる場合があるが，もっと確かな手がかりになるのは治療者の内的な体験，感覚や情動・感情であろうと思われる。たとえば，生き生きとした交流がもてないことによる苛立ちや焦燥感，「こんな面接をやっていても仕方がない」といった不全感は典型的である。治療者のイライラをよそに，クライアントが「自分は人と交流したいとは思っていないようだ」とも語っていることから，他者との交流を求めている自己やそれが叶わない無力感がクライアントから切り離され，治療者に投影されていたことが考えられる。

また，イメージが膨らまない，何の連想も湧かない，何も理解できた感じがしない，といった不毛な閉塞感も極めて重要である。こうした治療者の体験について，先ほど「機能できない」とか「メンタライズできない」と表現したが，言い替えれば，治療者の心が広がりを失う，閉じた感覚であろうと思われる。そう考えてみると，治療者は治療開始当初から，ある種の「窮屈さ」を感じていたのであり，サド・マゾキスティックな関係性に巻き込まれ，自由を失っていることについて，もっと早い時期から熟考してみる必要があった。あるいは，「考える」という動機づけが低下するような治療関係に気づき，そのことについて考えてみるべきであったかもしれない。

3. 内的なつながりを取り戻すことと失うこと

次に，遮断された情緒的交流，交流が絶たれた治療関係がどのように回復したかということと，心を閉ざすことには症状や防衛としての側面以外にも重要な意味があったことについて振り返ってみたい。まず，怒りと怯えに満ちた内的世界と「閉じた対象関係」を生きるクライアントが，一時的にせよ，自分の方から治療者との交流を積極的に求めたように思われる局面があった。それは，強烈なひきこもりに動揺した治療者が連想を聴くことを諦め，クライアントからは反応が読みとれないほどにひきこもったときであり，クライアントにとって，今度は心理的な距離が少し遠過ぎたのかもしれない。この後，治療者は，一旦は再開した交流が，クライアントの怒りや暴力的な衝動とそれに対する恐怖感に関する解釈を伝えたことによって，再び閉じていく様相を目の当たりにした。治療者の解釈がクライアントの不安や怯え，あるいは怒りを煽っていることは明らかであった。

4. 一切の介入を控えたことによる展開

この局面を契機に，治療者は一切の介入を控えるようになった。後に彼は，「閉じること」について，「これ以上は何を言っても自分には伝わらないということを，相手にわからせようとしている」と語っているが，この局面で治療者は，彼が「関係を断つこと」によって伝えようとしている，「キャッチボールが怖い」「投げ返さないでほしい」という切実なニーズをようやく汲み取ったのだと思われる。このことは，「閉じること」にコミュニケーションとしての側面があったことを意味するし，実際に，彼と治療者が「閉じること」をきっかけに以前よりも安定した治療関係を作り上げることができたのは興味深い。

その後の10カ月間で，治療には大きな展開がみられた。治療者が口をはさまなくなったことで，最初，クライアントはいくらか戸惑ったようであった。以前にもあったように，治療者のひきこもりが彼を不安にさせたのかもしれない。言葉を発せず，聴くことに徹することにしたという意図や，「キャッチボールではなく，受け取ることに専念したい」という方針

を彼に伝えることができていればもっとサポーティブだったかもしれないが，当時の治療者にとっては，それは「方針」というような意識化された意思決定というよりは，そう反応せざるを得なかったのである。

　それでも2カ月ほどかけて，クライアントは自分のために心理療法を活用できるようになっていった。たとえば，母親や治療者にやらされるのではなく，自分の「やりたいこと」を起点にして今後の自分の生活について考えてみることを試み始めた。また，それまでの彼は，サディスティックな性的欲求や超自然的な関心事について語ることはあったが，たとえば駐車場での些細な出来事をめぐる連想からは，もっと日常的で自然な人間関係の中に「楽しさ」が見出せることを予感し始めたようである。こうした終盤の展開は，彼の中に本当は何が起こったのかを治療者が知ることができない，あるいは，知ろうとし過ぎないからこそ生じた治療的変化であったと考えることができる。

第9章 ひきこもりを伴う自閉スペクトラム症とメンタライゼーションに焦点を当てた心理療法

I 自閉スペクトラム症とメンタライゼーション

　他人を自分とは違う信念をもつ人として認識する能力（心の理論）を中心とする認知心理学研究は，自閉症という障害の包括的理解を可能にするものとして病因論の主流となっており，近年は，社会的認知の基礎となる広義の概念として，「メンタライジング（mentalizing）」という用語が用いられる傾向にある。メンタライゼーション概念はメンタライジングに関する多くの学術的知見を理論的基盤の一つとしていることから，自閉スペクトラム症（Autistic Spectrum Disorders：以下 ASD）の治療・援助に携わっている臨床家にとっては，境界性パーソナリティ障害と自閉スペクトラム症という治療対象の違いを越え，臨床感覚として Mentalization-Based Treatment（以下，MBT）[1,2] の治療論に親和性を感じるのではないかと思う。

　本稿は，ASD が一因となってひきこもりが生じているケースの治療・支援経験を提示・考察することを通して，メンタライゼーションの概念や治療技法に関する議論の一助となることを意図している。また，ASD ケースに対する心理療法の可能性と，治療・援助実践におけるメンタライゼーション概念の有用性について検討したい。

II　ひきこもりをきたしている ASD ケースの特徴

　アレン Allen, J.G.[1] は,「メンタライジングは，注意を向けること，知覚すること，認識すること，記述すること，解釈すること，推測すること，思い描くこと，シュミレートすること，思い出すこと，リフレクトすること，予期することなど，広範な認知的操作を包含している」と述べている。
　ASD をもつ人たちは，他者の意図や会話の理解，状況・文脈の読みの苦手さのために周囲とのコミュニケーションが成立しにくく，学校や職場で不適応を繰り返すうちに周囲や他者の反応に過敏になり，被害念慮や社交恐怖の発現につながることがある。あるいは，自分が新しい取り組みを控えて緊張していることを自覚できないまま，当日になってから外出や社会参加の機会を頑なに拒んだり，かんしゃくを起こす人もおり，ASD を背景とする上記のようなひきこもり問題にメンタライジングの障害が深く関与していることがわかる。
　注意力の障害のために，周囲の人・物の動き・流れを把握しながら行動できないこと，道に迷いやすいことなどから外出を嫌う人もいる。また，今後の目標を具体的にイメージできないために，初めて体験することや予期せぬ出来事に対する抵抗感が強く，現在の生活パターンに固執する人もいる。これらの問題はおもに想像力の障害に起因するものとして捉えられる。自己臭妄想や醜貌恐怖，母親を対象とした巻き込み型の強迫症状が形成され，それらが介入の困難な家庭内暴力につながることもある。こうした病態が，生来的な過敏さやこだわりの強さに，自意識の高まりや自立・分離をめぐる葛藤などの思春期心性が加わることによって形成されているように思われるケースがあるが，内的な不安や葛藤を最初から意識化・言語化できる人はそれほど多くはないように思われる。

III　外来や相談機関において

　現在，高機能群の発達障害者が自ら精神障害者保健福祉手帳を希望し，障害者自立支援法に基づいた支援制度を活用する人も増えているが，ひきこもり状態から支援が始まるようなケースでは，すでに深刻な二次障害が固定化した状態に至っていることが多いことから，社会参加に取り組み始めるまでに根気強い心理療法的アプローチが必要になることが多い。本稿では，おもに言語を介し，ある局面ではメンタライゼーションに注目したはたらきかけを用いた個人心理療法的アプローチを取り上げるが，より多様なケースに対応するためには，作業療法や社会技能訓練の要素を取り入れた面接，グループ支援，学校・家族へのコンサルテーションなどの環境調整など，さまざまな支援メニューを検討する必要があり，その際にもメンタライゼーションの観点が役に立つことがある。

　たとえばMBTでは，集団芸術療法において，自分の作品に対する他者の肯定的なフィードバックが，固定化した被害的解釈の修正につながる効果をもつことが紹介されている。ASDケースの場合，面接だけでは今後のことを具体的に想像することができず，将来の生活設計や治療目標を立てられない場合があり，どこかの時点でグループへの参加を促すことが多い。社会技能訓練（SST）に導入する場合には，配役を交代したロールプレイが相手の立場に身を置く体験になり，「母親の言葉をうるさいとしか感じられなかったけれど，自分のことを心配しているのだということに気づいた」「母親役をやってみて，母は忙しいときに自分の声が耳に入らなかっただけで，無視しているわけではないのかもしれないと思った」といった気づきにつながることがある[4]。

　ひきこもりケースの個人心理療法の目標としては，対人関係上の違和感や被害感，不安感を軽減させること，現在の生活パターンへの固執（同一性保持の傾向）を緩め，新しい取り組みへの意欲を育むことが中心となる。面接における留意点や技法上の工夫としては，具体的で簡潔な言葉遣いな

ど，クライアントが理解しやすい話し方を工夫すること，取り組みやすい話題や交流様式を積極的に活用すること（たとえば，絵，図，ノート，メールなど，視覚的な素材の活用），知能検査などで把握された認知特性を実際の生活場面に置き換えて説明することによって自己理解を促すことも重要である。本人が経験した出来事の文脈，周囲の人たちの意図や反応の意味などを解説することも ASD ケースには一般的に用いられている技法であり，これもメンタライゼーションに注目したアプローチの一つとして位置づけることができる。

　この他，メンタライゼーションに焦点づけた技法としては，治療者の思考，感情，空想，あるいは相互のメタ認知に焦点を当て，クライアントの体験や感情を援助者がどのように推測・想像しているか，援助者がクライアントの立場であったら体験するであろう感情などを積極的に開示することにより，クライアントが援助者や自らの心を意識できるようにはたらきかけることができる。たとえば，「自活するなら，1 カ月の生活費はどのくらい必要だろうか」，「宝くじで 100 万円が当たったら，どんなことに使おうか」，「3 年後にはどうなっていたいか」，「70 歳になったとき，どんな暮らしをしていたいか」といった話題を通して"想像すること"を促し，将来を意識するようにはたらきかけること（この場合にも，治療者の想像を積極的に伝える）などである。以下，面接経過のある局面においてメンタライゼーションに焦点を当てて介入した 2 事例を示し，MBT の治療論に基づいて考察する。

【事例 1】

　20 代後半の男性。大学中退後，7 年間のひきこもりが続いていた。大学の専門課程において，「自分には能力がない」「ついていけない」という挫折感と自己愛的な傷つきを体験しており，隔週，1 回 60 分，対面法の面接を約 3 年にわたって継続し，ようやく就労に向けて取り組めるようになった。

1）導入期

面接を開始した当初，彼の緊張感は強く，うつむいたまま話もできない様子であった。援助者は彼が少しでも話しやすい話題や彼と援助者が興味を共有できるような話題を探り出そうとするなど，面接場面の緊張感を軽減させることに苦心した。徐々に面接場面に慣れてくると，彼はかなり尊大な態度を示すようになった。また，将来的な職業のイメージが話題になったときには，「自分にできる仕事は何一つない」と述べる一方で，高度な専門資格を取得するという，非現実的とも思われるような希望を述べることもあったため，援助者は当初，それらをセルフ・エスティームの不安定さと捉え，彼の中心的な精神病理として自己愛的なパーソナリティの問題を想定していた。

2）自閉症特性についての気づき

しかし，数回目の面接で大学中退に至った経緯が話題になると，「親がその専門分野の仕事をしていないので，自分もできなかった」「子どもの頃から教師には嫌われてばかりでしたから，大学でもそうだったのでしょう」といったように，状況を把握できていないことをパターン的な解釈で補おうとする傾向が明らかになってきた。この他にも，毎回同じ服装で来談する，いつも同じ店で買い物をするなど，パターン化された生活習慣や固執している決まり事が数多くあることもわかってきた。それまでセルフ・エスティームの不安定さと捉えていた両極端な自己イメージについても，現在から将来を連続的に捉えるために必要な想像力の弱さとして捉える必要があるように思われた。この時点で母親から発達歴を聴きとったところ，愛着の乏しさや極端な融通の効かなさ，独特で杓子定規な正義感，予定やルールの変更に対する強い抵抗感など，ASD に特徴的な発達特性が幼児期から把握されていたことが確認された。

3）助けを求めないこと

もう1点，支援経過の中で明らかになってきたことは，彼には他者に助けを求めるという姿勢がみられない，あるいは他者に相談するという発想自体がまったく欠如しているということであった。彼は，「自分の（かな

り唐突らしい）言動が周囲を戸惑わせている（らしい）」という場面を学童期の頃から繰り返して経験してきたことを語っており，一つには，これらの体験が他者と関わろうとする動機づけを減衰させたものと思われた。しかしそれ以上に，家族面接における言動から，両親，とくに母親の情緒応答性や子どもの心にメンタライズする能力[2]がかなり低いことがわかり，生来的な発達特性に加えて，このことが乳幼児期における愛着形成をさらに阻害したであろうと推測された。他者に助けを求めようとしない傾向によって，彼の社会適応水準はさらに低下しており，この後，社会参加を促してゆくためには，信頼できる対象や安心して助けを求められる対象を内在化することが中心的な支援課題になるものと考えられた。

4）沈黙について

こうした本質的な課題とはややレベルが異なるが，クライアントが援助者との関係をどのように体験していたか，あるいは，治療がどのように進展していったかをみていく上で，この面接中にしばしば生じていた沈黙にも注目してみたい。援助者は当初，面接中の沈黙について，援助者との関係性において体験している彼の不安や葛藤が関連しているのであろうと推測していたが，やりとりの途中で不意に沈黙することが多かったことや，沈黙している間の彼の様子から，話すことに対する抵抗感や複雑な情緒よりも，ただその場をやり過ごそうとしているように感じられたことから，沈黙の意味を本人と確認してみることにした。その結果，その沈黙には援助者との関係性をめぐる不安や葛藤などは介在せず，単に援助者の質問（たとえば，「そのとき，どのようにお感じになりましたか？」など）の意味が抽象的で理解できないときに黙っていたことがわかった。それ以後，援助者はできるだけ抽象的な表現を避け，具体的・説明的な話し方に留意するようになり，そのことで，コミュニケーションは以前よりスムースになり，面接の雰囲気も穏やかなものになっていった。

5）自他を意識することを促す

以前に比べれば，彼はだいぶ話せるようにはなってきたものの，出来事の事実関係を報告するだけで自らの情緒には触れようとしないため，援助

者は報告される出来事を彼がどのように体験していたのかということに焦点を当てたはたらきかけを続けた。ただし，「そのとき，どのようにお感じになりましたか？」という定型的な介入だけではなく，より手がかりが多く，かつ，自他の心に注目しやすくなることを意図して，「私があなたの立場であったらこのような気持ちになると思うのですが，あなたの場合はどうでしょうか？」といった介入を続けた。それまで彼の話し方はいつも断定的で，とりつく島もない印象を受けることが多かったが，次第に，「自分はこう思いますが……」といった対話的な話し方に変わっていった。彼は援助者の他者性や「内と外」，つまり自分と援助者との考え方や物事の捉え方が違うことに気づき始めたようであった。

　6）再び沈黙について

　さらに半年ほどが経過した時期，面接場面では再び沈黙が多くなった。援助者は再びそのことを取り上げてみた。このときにわかったのは，彼が「自分の語った内容を理解してもらえないのではないか」という不安を感じ始めていたこと，つまり，以前は関係性の欠如していた沈黙が，今では援助者との関係性を意識した沈黙に変化していることであった（親との間で体験してきたことの再現，つまり転移としての側面もあったと思われる）。援助者は，「理解してもらえないのではないか」という彼の不安に対して，まずはとにかく興味のあることを積極的に話すように励ました。また，彼が語る内容（マニアックな文学や芸術に関する話題が多かった）に対して，「よくわかった」，「自分にも興味がある」，「よくわからなかったけれど，あなたは博学ですね」など，自らの率直な印象を彼に伝えると同時に，面接場面が一貫して穏やかで安全であることに配慮した。彼は当初，自分で話題を選んで話すことに強い抵抗を示していたが，次第に説明の仕方を工夫したり，援助者が理解しているかどうかを確認しながら話を進めるようになり，他者の心を意識しながら交流しようとする姿勢を身に付け始めたことがみてとれた。

　7）社会参加

　こうした時期を経て，ようやく就労や社会参加について話し合えるように

なった。それまでにも，援助者は何度か就労について話題にしようと試みていたが，彼の反応は乏しかった。面接を開始して3年目，彼は初めて就労に関する話題に応じ，自分に向いていそうな仕事内容や業種について考えを巡らせながら，就職面接で適切な受け答えができないかもしれないという不安を述べた。また，援助者の同行のもとに就労支援機関を訪れてみることに同意し，就職面接を想定した社会技能訓練にも取り組むようになった。

8）考察

以上のような面接過程は，安全な心理療法的環境のもとで他者と自分の心に触れることにより，MBTのいう「心的等価」の優勢な状態から，他者の心を意識できるように変化・成長するプロセスと捉えることができる。こうした変化と同時に，セルフ・エスティームの安定，現実検討能力の改善，社会参加に対する意欲の高まりなどの変化が生じたものと考えられた。今後の社会参加を考える際に，彼が他者の助けを求めるようになったことは特に重要な変化であった。

【事例2】

男子高校生。杓子定規で状況の読みが苦手なことによる不相応な言動をクラスメイトから批判されたり，からかわれるような出来事が続いたこと，あるいは，彼がそうした出来事の文脈や周囲の反応の意味を理解できなかったことから混乱状態に陥り，リストカット，不登校，ひきこもりが生じていた。

1）導入期

治療・援助経過は約3年に及ぶ。当初，面接の回数は月に1回で，担当援助者はとくに家族ガイダンスや学校コンサルテーションなどの環境調整に力を入れ，個人面接では本人の傷つきに共感しながら，本人の生真面目さや正義感の強さなどを長所として肯定的にフィードバックすることに努めた。また，クラスメイトから批判されたエピソードなどについては，その文脈やクラスメイトの反応の意味などを本人に説明しつつ，より適応的な対処方法について助言したり，社会技能訓練の手法を取り入れながら心

理教育的にアプローチした。また，自分と他者との関係性や自分の置かれた立場の理解を助けしようとする際には，図や座標軸などの視覚的な手法を活用した。

2）ファンタジーへの没頭

これらの介入により一旦は再登校に至ったものの，ルールを守らないクラスメイトを注意しようとしたところ，権威的な態度に腹を立てた数人から激しく批判されるという出来事があり，これを契機に再び不登校となった。このときのひきこもりは著しく，外界との一切の交流を遮断し，ファンタジーに没頭するようになった。ファンタジーの中で，彼はゲームの主役のような万能的なキャラクターに同一化しており，それに伴って現実感は減衰していった。面接場面でファンタジーを語り続けるときの彼は，面接者を外的な存在として認識しているかどうかさえ疑わしい様子で，極めて未分化で自閉的な対象関係が活性化しているようであった。援助者は，相手の反応を気にせずにファンタジーを語ってよいのはこの面接場面と本人が信頼を寄せている一人の教師との間に留めることを本人と確認した上で，彼のファンタジーに耳を傾けた。また，面接の終了時に少しだけ生活の様子を尋ねるなどして，現実感を取り戻した状態で面接を終了することを心がけた。

3）ファンタジーをめぐる治療的変化

この局面は半年ほどにおよび，この間，面接の頻度を隔週とした。次第にファンタジーの内容とファンタジーをめぐる援助者－クライアント関係に変化がみえ始めるまでの経過を示す。当初，彼はモノローグのように淡々とファンタジーを語り続けた。援助者は，ファンタジーの内容や登場人物について丁寧にメモをとり，自分の理解や解釈が正しいかどうかを質問し，同意を得ることを試みた。これは，彼の語りには聴き手がいること，つまり，その内的世界を理解し，共有しようとする外的な存在を意識してもらうことを意図したはたらきかけであった。その後，彼のファンタジーには，彼が同一化する主役の他に，強さを競い合う「好敵手」が登場するようになった。また，父親との約束を破り，一旦は家を出て放浪した主役は，そ

の後，父親の意志を引き継ぐために故郷に戻り，家族や領土を「守護する者」に成長していった。こうしたファンタジーの内容の変化は彼自身の成長の現れであるようにも思われたし，この頃には，彼は聴き手としての援助者との関係性を十分に意識しているようであった。物語に関する援助者の質問に丁寧に応じるようになり，「このファンタジーの内容は両親を不快にさせるみたいなので，秘密にしておいてほしい」と希望した。このことから，ファンタジーは援助者との関係において移行空間としての役割を果たし，同時に親から心理的な自立を媒介する秘密としても活用されるようになった。さらにその後は，ファンタジーのストーリーを創造することに協力してほしいと援助者に希望するようになり，ここに至って，彼は明確に外的な他者と再会し，現実的な交流を再開できるようになったものと思われた。

この局面の後，彼は自らの正義感が強過ぎることや些細なルール違反も許すことができない傾向によって周囲との関係が難しくなっていることなどについて，援助者の助言を得ながら少しずつ自己点検を試みるようになった。一面的な捉え方や硬い思考形式，柔軟性に乏しい傾向は以前と変わりはなかったが，他者の心，とくにこの場合は，「外部から自分がどのようにみえるか」「他者は自分をどのように見ているか」を意識することで，自己形成が進んでいるように思われた。学校でも手厚いサポートを受け，進学を果たすことができた。

4）考察

この面接過程は，内的世界へのひきこもりやファンタジーへの没頭，MBTのいう「ごっこモード」が活性化した退行状態からの回復過程と捉えることができる。他者の心を意識できるようになったこと，つまりメンタライジングな機能が高まったことが，思春期における自己形成に役立ったことは特に興味深い。アイデンティティとは，単なる思い込みでも一方的な宣言でもなく，周囲の承認を得ていることを実感できてこそ確立されるものである。

2事例を通して強調したいのは，ASDケースの心理療法的アプローチにおいても，精神力動的心理療法の理論・訓練が有用であるという点である。一般的には，ASDへの精神分析的精神療法の適応については批判的な見解が多いし[3]，確かに，無意識的な治療者－クライアント関係の転移解釈や養育者との関係におけるトラウマ反応としての解釈などは，ASDをもつ人たちに対して弊害が大きいことは想像に難くない。筆者らが重視しているのは，治療者－クライアント関係に対する敏感さ，つまり，（解釈として伝えることはしないとしても）治療経過と個々の局面を無意識や転移といった観点で理解する姿勢をもつことである。

また，いずれのケースも，経過の終盤において援助者の助けに期待する，あるいは実際に助けを求めるようになっていることに注目したい。助けに期待すること，助けを求めることが安定的なアタッチメントの形成を意味するとすれば，この経過は，ある程度のメンタライゼーション能力が獲得され，信頼できる他者との出会いが経験されたことに引き続いて，あるいは両者が同時進行する形で安定した愛着の形成につながったものと捉えられるかもしれない。

IV　児童・思春期精神科における入院治療の経験より

『Handbook of Mentalization-Based Treatment』[1]において，シャープ Sharp, C. は児童・青年期の治療においてもメンタライゼーションに基づく治療プログラムが発展してきていることを紹介しており，わが国の児童・思春期精神科医療においても，メンタライゼーションに焦点づけた治療・支援で有効であることを示したい。

たとえば，不登校やひきこもりに伴って，母親に執拗な要求を一方的に繰り返したり，暴力行為に至るようなアスペルガー障害のケースや，巻き込み型の強迫症状による家族への操作性が問題になっているケースでは，年齢相応の社会参加に失敗した結果，子どもは情緒的に不安定でイライラしやすく，非現実的で万能的な空想に没頭しやすい。また，巻き込み型の

第9章 ひきこもりを伴う自閉スペクトラム症とメンタライゼーションに焦点を当てた心理療法

強迫症状においては，失敗恐怖や自尊心の傷つきを症状形成や母親との性愛的な一体化によって万能的に防衛しているメカニズムが見て取れる。いずれの場合にも，男児と母親が密着して絡み合った関係にあり，子どもがさらに退行しやすい状況が生じていることが多い。

こうした状況を一旦リセットするような強力な介入方法として入院治療が選択されることがあり，入院中の家族療法的アプローチとしては，父親を含めた三者関係化と健全なヒエラルキーの回復を意図したはたらきかけを試み，それによって少しずつでも退行状態を軽減できれば，その後の治療が展開しやすくなる。また，こうした状況が形成される一要因として，子どもの側にメンタライゼーションの問題が関連していることがある。たとえば，入院前に家族内で生じていた深刻な葛藤状況，それに伴う家族の心労や苦痛，強引な要求による不安や困惑などに関して著しく共感性を欠くため，入院後も，自分一人が不自由な思いをさせられている，父親が自分に意地悪をしているといった不満を募らせ，入院の不当性を主張したり，家族との面会や同席面接で一方的な退院要求を繰り返すなどして，治療が行き詰まりやすい。

もう一つの要因として，子どもが家族の感情や意図を把握しにくいような家族側の特性，ないしは両者の関係性にも目を向ける。必ずしも病理的とは言えないし，むしろ子どもを傷つけまいとする配慮でもあるのだが，家族が自らの不安や困惑，傷つきなどを子どもに隠そうとするために，子どもはさらに家族にメンタライズすることが難しくなっているように思われる。そのため，家族ガイダンスにおいては，「息子さんに対して気丈に振る舞おうとか，傷つけまいとし過ぎずに，つらかったことや苦しかったこと，怖かったことを，同席面接の場面や手紙などではっきり伝えてください」と要請しつつ，本人との面接においては，本人の言動を家族や治療者がどのように受け止めているのかを積極的に取り上げる。たとえば，こだわりの強さや巻き込み型の強迫症状によって，本人を含めて家族全員が苦しんできたことを取り上げることで，本人との間で入院治療の目標を共有しやすくなる。あるいは，納得のいかないことを何時間でも論争しよう

122　第Ⅱ部　ひきこもりケースの治療と支援

自　分	ご両親	主治医・看護師
面接中に考えていたこと 感想	面接中に考えていたこと 感想	面接中に考えていたこと 感想

自分の評価，ご両親の評価，主治医・看護師の評価を比べて感じたこと

図1

とする傾向についても取り上げ，治療者は「私は途中からエネルギーが切れて，話に集中できなくなったり，イライラしてしまうこともあるので，そういうときは一旦切り上げるようにしたい」「ご両親もそんな気分になるのではないだろうか」と伝えてみる。本人の発達特性に応じて，本人，家族，治療者がそれぞれ記入した同席面接の印象や感想を本人が視覚的に確認できるように配慮してみることもある（図1）。

　個人面接の場面でこうしたはたらきかけを試み，良い気づきになると判断される場合には，個人心理療法と家族療法との複合療法（combined therapy）などにおいてメンタライゼーションに焦点づけた治療セッティングを組み合わせてみる。たとえば，家族との同席面接の場面で本人の一方的な要求やこだわりの強さに家族が不安を募らせていった状況や，両者の間に入って治療者が困惑していた（たとえば，「はらはらしていた」）こと，あるいは，本人が復学の意向を語ったときに，「家族がとても嬉しそ

うにみえた」という治療者の印象などを取り上げて話し合う。
　こうしたはたらきかけを続けることによって本人が他者の感情や意図にも思いを巡らすようになり，たとえば，「自分への意地悪」と捉えていた父親の態度や言動を「父親自身の不安」と捉え直すことで，家族に対する言動が穏やかで柔らかくなることがあるし，衝動的な怒りを制御しようという動機づけが高まる。家族の不安が軽減されてくると，外泊が実現するなどの形で子どもは家族に受け容れられるようになったことを感じ，さらに情緒的に安定するという循環が生じる。巻き込み型の強迫ケースでは，自他を意識することによって，万能的な一体化空想の幻滅や母親との分離に伴う不安や葛藤を体験できるようになること，同時に再登校や友人関係の再開といった現実的な課題に向き合えるようになることが当面の目標になる。
　『Handbook of Mentalization-Based Treatment』においては，児童・青年期と家族を対象としてフィロン Fearon, P. らが試みている短期メンタライゼーションおよび関係療法（short-term mentalization and relational therapy：SMART）が紹介されている。上述のような筆者らのアプローチは，SMART で用いられる介入方法のうち，「治療者が自己を利用すること」に相当するものと思われる。つまり，「非メンタライジングな反応のきっかけとなった感情に焦点を当て，それらを表出するよう家族に求める。治療者は，家族全員がお互いに率直かつ誠実であり，強がらずにいられるよう励ます。治療者は，自分自身の精神状態や，それらが他者の行動や他者とのやりとりで影響されるさまに関して，隠し立てせず，はっきりと，そして誠実にコミュニケートするために，現在のやりとりを自分自身がどう経験しているのかを用いる」といった治療的はたらきかけである。家族機能や良好な治療関係などの条件が整えば，こうしたアプローチの効果が期待される。

V　今後の課題

　ASD の治療・支援経験を提示し，メンタライゼーションに焦点を当て

て考察した。当面の課題として，こうしたアプローチはどのようなタイプのASDに適しているのかを検討することが必要である。また，メンタライゼーションの能力に応じて治療方針を選択することになれば，個々のケースのメンタライゼーション能力をどのように測り，評価するのか，といった課題もある。この点について本稿では，「面接の場面でこうしたはたらきかけを試み，良い気づきになると判断される場合にはメンタライゼーションに焦点づけた治療セッティングを組み合わせてみる」と述べるに留めた。

　また，こうしたアプローチを積極的に取り入れる時期，タイミングについても検討が必要であろう。導入期には，面接が安心できる場として体験できるようになることが最優先であり，それ以前の段階で，「違い」を強調し過ぎることは，かえって非治療的であるかもしれない。

　そのような課題を残しつつも，筆者らを含めて，MBTを活用した治療・支援がASDに対する日常臨床に役立つことを実感している臨床家は多いものと思われる。第5章では，ASDをもつ人たちを対象とした社会技能訓練（SST）にも，こうした視点を活用できることを示している。メンタライゼーションに関する議論や臨床経験の蓄積が，ASDケースに対する本格的な心理療法を拓く可能性に期待している。

文　献

1) Allen JG & Fonagy P (2006) Handbook of Mentalization-Based Treatment. John Wiley & Sons.（狩野力八郎監修，池田暁史訳（2011）メンタライゼーション・ハンドブック―MBTの基礎と臨床．岩崎学術出版社）
2) Bateman A & Fonagy P (2008) Psychopatherapy for Borderline Personality Disorders: Mentalization-based Treatment. Oxford University Press.（狩野力八郎，白波瀬丈一郎監訳（2008）メンタライゼーションと境界パーソナリティ障害．岩崎学術出版社）
3) Guillberg C (2002) A Guide to Asperger Syndrome. Cambridge University Press.（田中康雄監修（2003）アスペルガー症候群がわかる本．明石書店）
4) 近藤直司，小林真理子，富士宮秀紫，他（2009）青年期における広汎性発達障害のひきこもりについて．精神科治療学，24(10); 1219-1224.

第10章　受診・相談への動機づけと先行転移

I　本人と会えないケースに関する検討課題

　相談支援機関においては，ひきこもりケースの多くは家族からの相談で事例化し，その後も本人とは会えないまま経過することもある。本人が登場するまでに，根気強い家族援助が必要となることもあり，その際には次のような点が課題となる。
① 本人は相談に訪れず，家族相談のみが長期化してゆくケースを，どのようにマネージメントしてゆくか。とくに，本人が相談に至るまでのプロセスをどのように援助してゆくか。
② 彼らが治療・支援を求めて来るとすれば，その受診・相談動機とはどのようなものなのか。
③ そもそも，受診・相談の動機づけがないというのはどういうことなのか，また，動機づけを高めることはできるのか。

　これらを検討するために，受診・相談に対する本人の動機づけ，あるいは，実際に会う以前に形成されている転移（先行転移［preformed transferences］）[6]，つまり，本人が空想している治療者・援助者像とその形成過程について考えてみたい。

Ⅱ 治療者・援助者のイメージと治療・援助動機に基づく分類

こうした課題について検討する際に，土居[1]による，患者が臨床家に対して『わかってほしい』という願望をもっているか否か，そして，「面接者が被面接者に接してもつ印象，あるいは被面接者の面接者に与える印象の違いを正確に記述することを根拠とした分類」を参考にしたい。土居によれば，『わかってほしい』という願望をもっている，あるいは，臨床家にそのような印象を与える人が神経症圏とされ，それ以外は，『わかっている（わかられている）』と感じている統合失調症圏,『わかりっこない』と思っている，あるいは，そのような印象を臨床家に与える躁鬱病圏，そして,『わかられたくない』と思っている精神病質圏に分類されている（図1）。さらに土居は，「非言語的に伝達されるものをつかまえる方が，不安とか幻覚とか患者が言語的に訴える事柄についての名称よりも，診断的価値は高いと考えられる」とも述べている。

こうした分類を，社会的ひきこもりをきたすケースに応用しようとする意図は，もともとの親子関係に加えて，過去の対人関係や学校・職場などからドロップアウトした経緯，あるいは受診・相談歴があれば，それらはどのような経過と転帰をたどったのか，本人はその受診・相談をどのように体験したのか，などの点に注目しながら家族から情報を集め，本人がまだ会っていない援助者について，どのように空想しているのか，あるいは，本人が現時点において受診動機をもっているのか，もっているとすれば，それはどのようなものなのか，逆に受診・相談動機をもたないとすれば，それはどういうことなのかといった点を検討することによって，対象関係の性質や精神病理を推測し，本人に対する治療・援助方針を検討できるのではないか。また，家族からの相談を受ける際にも，本人へのアクセスの方法や受診援助，家族支援のポイントを検討することができるのではないか，と考えるからである。

治療・支援に対する動機づけや，臨床家の印象にもとづいた分類

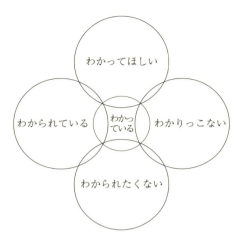

図1　筆者の用いている分類方法（「新訂・方法としての面接」医学書院より）

は，多くの職種が関わることになるひきこもりケースには適していると思われるが，この方法を勝手な思い込みに陥ることなく使いこなすためには一定の訓練と臨床経験が必要であろうし，神経症水準より重篤な人の中にも，『わかってほしい』という無意識的なメッセージを伝えてくる人はいるように思う。それらを踏まえた上で，本稿では，『わかってほしい』『わかりっこない』『わかられたくない』の他，『この人になら自分のことがわかってもらえるはずだ』というタイプを加え，それぞれのタイプに分類されるケースの概要と，本人へのアクセスのしやすさ，家族状況との関連，援助・治療方針の設定などについて述べてみたいと思う。

Ⅲ 『わかってほしい』と感じているケース

『わかってほしい』という印象を治療者に与える人，『わかってほしい』という願望を非言語的に伝達してくる人を，土居は神経症圏に分類している。『わかってほしい』という願望をもつ人は，家族相談から事例化した場合でも，家族や援助者からの勧めで，本人も速やかに受診・相談につながることが多い。本人が最初から自発的に来所・来院することもあるし，その際の治療動機も比較的しっかりしており，現実的である。また，彼らの中には，「どこへ行けば相談に乗ってもらえるか，わからなかった」という人もおり，相談先についての情報を提供すれば，自発的に医療機関や相談機関を受診することもある。

【事例1】

17歳，女性。高校入学後，ある時期から，「ガスが出るのではないか」という放屁をめぐる不安・恐怖が増強し，不登校から中退に至った。その後は自宅で閉居に近い生活が続き，みかねた家族が相談に訪れて事例化した。家族の勧めによって本人も速やかに来所相談につながり，「以前から相談したいと思っていた」と継続的な面接を希望した。数回の診断面接の結果，援助者は彼女の心理的資質の高さに注目し，精神力動的心理療法へ導入した。

治療過程においては，まず，彼女が子どもの頃から，他者に頼らずに何でも一人でやろうとしてきたことがテーマとなった。その後，ある友達について自分が喋った陰口が思いがけず周囲に漏れて，批判されてしまったこと，彼女はその出来事を，「そんなことを考えて，口にするような自分にとっては自業自得」と自責的に捉え，同時に，「これからは，他の人の悪口や批判的な感情を抱かない人になろう」と考えたこと，そして，それと時期を同じくして排ガス恐怖が生じたことを想起した。そして，自嘲気味に，「そんな人間になれるはずがないのに」と述べた。それまでの彼女

第 10 章　受診・相談への動機づけと先行転移

は生真面目で感情の抑制が強い人にみえたが，これ以後，自由で溌剌とした印象に変化していった。約 30 回，7 カ月ほどの経過で，本格的に進学を目指すことになり，治療は終結となった。

Ⅳ　『わかられたくない』と感じているケース

土居は，『わかられたくない』という印象を受けるケースを精神病質圏に分類している。ひきこもりケースの中には，家族が自分のことで相談に行ったことを知ると激怒し，ときには粗暴行為に至るような一群のケースがある。また，自ら医療機関や相談機関を訪れたものの，面接経過を通して，患者が『わかられたくない』と感じていることが次第に明らかになってくるケースもある。

【事例２】

20 歳，男性。中学までは，成績，スポーツ，生徒会活動など，いずれをとってもリーダー的存在であり，本人も常に「ナンバー１」であると自負してきた。しかし，有名進学校に進学すると事態は一変し，「並の生徒の一人」になってしまったと感じたという。自分なりの存在感を確認し，それを周囲にも示したいという気持ちから，優等生ばかりの進学クラスの中で，少し不良っぽく振る舞ってみたり，「納得できる自分」をいろいろ探ってみたが，それだけでは自分の自尊心を満足させることができないと感じ，次第に抑うつ的となり，そのまま中退した。

その後，大検を取得し，複数の大学に合格した。彼は自分の志望学部よりも，知名度で進学先を選択したが，周囲に溶け込むことができず，やはり数カ月で退学した。１年後，「うまくいかなかった高校時代のことにこだわってしまう」「自信がなく，周囲のことばかり気になってしまう」「人前に出てゆく気になれない」といった主訴で相談に訪れ，構造化した面接を開始することとなった。

彼は，自分の趣味について積極的に話し始め，治療者にその魅力を共有

してもらうことを望んでいるようであった。治療者は積極的にレスポンスする姿勢を示したが，それでも，「一流大学を卒業していないような奴はクズだ」「今の自分には何の価値もない」と言い，心理療法は「こんな情けないことを他人に話している」と屈辱的に体験されるばかりであった。彼の屈辱感や羞恥心を支えきれず，十数回で中断に至った。

　この事例は，自己愛の病理を中心とするケースであったと思われる。シゾイド・パーソナリティを背景とするケースを併せて，この両者が『わかられたくない』と感じているグループの中核群であろうと思われる。特にシゾイドのケースは，本人が現れたとしても，しばしば受診・相談動機は曖昧であり，治療・援助の目標を明確化し，共有しようと試みても，その作業が思うような進展しないことが少なくない[2]。さらに，心理療法に導入しても，治療はしばしば膠着状況に陥り，治療者が強引にこれを打破しようとすれば，患者の情緒的ひきこもりを強化し（第8章を参照），中断に至ることもある。

Ⅴ 『この人になら自分のことがわかるはずだ』と感じているケース

　ひきこもりケースのうち，このような確信をもって治療・援助を求めてくる人たちは，先に述べたような『わかってほしい』という願望をもつ人たちと比べて，万能的な期待感が強い。病像としては，たとえば，一方的に家族の責任を追及したり，家族を憤怒や暴力で服従させ，召使いのように扱っているケースがある。あるいは，激しい巻き込み型の強迫症状や，思春期妄想症を思わせるような妄想的な醜貌恐怖がみられることもある。
　こうしたケースは，病的誇大自己とその現れである強い攻撃性と羨望を中心とする自己愛パーソナリティ障害[3]として捉えることができる。その特徴は，①他者のもつ良いものを破壊したいという願望，②情緒的なコミュニケーション能力の欠如，③賞賛を与えてくれる人たちを理想化する

一方で，何も期待できない人に対しては軽蔑し，脱価値化した態度をとること，④他者を支配の対象としかみることができず，簡単に使い捨てること，⑤他者に恐怖や痛みを与えることで得られる征服感によって自己の誇大性を強化しようとする，あるいは残虐な行為に喜びを感じるなど，彼らのもつサディズムや倒錯的傾向，⑥反社会的傾向，である。

　彼らが医療機関や相談機関につながってくるときには，以前に援助者から本人に伝達した伝言や手紙の内容などから，家族への憎しみや激しい怒りに援助者が無条件に同調してくれるに違いないと感じていたり，援助者を原始的に理想化し，万能的・魔術的な解決を期待していることもある。そのため，本人が受診・相談を拒否している場合に，むしろこうした原始的理想化を発展させることで本人を治療に導入するという技法も考え得る。ただし，たとえ本人が登場したとしても，援助者への幻滅のため，援助・治療関係を維持すること自体に相当な工夫が必要であることは言うまでもない。

【事例３】

　18歳，男性。中学２年生で不登校となり，以後閉居に近い生活が続いていた。中学時代に出現した注察念慮は，しだいに強迫的な醜貌恐怖へと発展していった。数回の家族相談の後，本人が来所したが，本人の来所動機は援助者に対する極端な理想化と万能的・魔術的な期待に基づくものであった。彼はわずかな葛藤にも耐えることができず，すべてを「顔のせい」にしようとし，それ以外の点についてはほとんど話し合うことができなかった。彼は，数回の面接で，顔の問題を解決できない援助者に幻滅し，しばらくは姿を見せなかった。現在は家族面接が中心となり，本人は断続的に来所している。

　彼は家でも，家族に対して万能的な解決を迫り，それが満たされないと壁に向かって食器や電化製品を投げつけるため，家族は本人の希望に沿おうと努力してきた。しかし，高校受験を控えた妹に対しても激しい羨望を向け，激しい巻き込み型の強迫に家族が疲弊し始めたこともあって，家族

と本人との別居や，粗暴行為に対する警察官通報など，境界（boundary）の強化と限界設定を試みた結果，徐々に本人の現実検討能力が改善し，容姿に対するこだわりよりも，今後の現実的な悩みや過去に関する後悔の念が強まり，それらを両親に聴いてほしいと訴えることが多くなっている。また，強迫症状や爆発的な粗暴行為は軽減してきており，映画に出かける，予備校に通い始めるなど，生活面にも徐々に変化がみられている。

家族からの報告では，本人は治療者に対して，やはり魔術的な期待感を抱いたり，そうかと思うと「あんなところへ行っても何の役にも立たない」と脱価値化するなど，来所を拒否している期間も，治療者に対して両価的な空想を抱いているようである。

以上述べてきた3事例は，それでもなんとか医療機関や相談機関につながってきた。最もはたらきかけが困難なのは，何をやっても本人がつながってこないケースである。次に，こうしたケースの特性と対応方針について検討する。

VI 本人が治療者に対して『わかりっこないときめてしまっている』ケース

土居は『わかりっこないときめてしまっている』ケースを躁鬱病圏に分類している。『わかりっこない』には，おそらく二つの側面があると思われる。一つは，抑うつ的になった結果，『わかってほしい』という意欲が低下しているという側面であろう。そしてもう一つは，うつ病をひき起こす心的メカニズムとしての側面である。つまり，『わかってほしい』という依存欲求や愛着を対象に満足させてもらえないときに，うつ病者は抑うつや怒りを体験する。そして対象との関係を破壊してしまう不安のために，その怒りは自己に向け換えられ，自責感と抑うつを引き起こすという力動的メカニズムである。

家族相談を継続する過程で，援助者から手紙や伝言などで，ひきこもる

第10章　受診・相談への動機づけと先行転移　133

　本人にアクセスしてみると,『わかってもらえるはずがない』と言い切って,来所・来院を拒否する一群のケースがある。このタイプのケースの生活歴をみると,中学・高校時代の不登校など,これまでにも不適応のエピソードがあることが多い。おそらく,過去には『わかってほしい』と考えていた時期があったと思われるが,「わかってもらえた」という体験に乏しく,「わかってもらえずにすねている」か,あるいはすでに『わかってほしい』という欲求が低下しており,そのように望むこと自体を諦めてしまったことが推測される(これは,まさにアタッチメントの障害と言えるであろう)。
　この他,「きつく叱られるに決まっている」など,過度に超自我的・懲罰的な治療者・援助者像を空想していると思われるケースもある。いずれにしても,『わかりっこない』『わかってもらえるはずがない』という確信に至るプロセスには,一次対象との間で,依存,甘えといった情緒をめぐるフラストレーションの積み重ねがあるものと推測される。そして,相談機関や医療機関を利用しようとはせず,来院・来所することを頑なに拒否し続ける。
　『わかりっこない』という理由で受診・相談を拒否するということは,上記のように,『わかってほしい』という依存欲求や愛着を対象に満足させてもらえないときに生じる抑うつ感や,自らの怒りが対象との関係を破壊してしまうという不安が,実際には,まだ会っていない治療者・援助者に転移され,治療・援助に対する動機づけが低下している状態と考えることができるように思う。
　こうしたケースは必然的に家族援助のみを継続してゆくことになる。その過程で,以下のような特性が把握されることが多いように思う。
　①「医者に精神病と言われたら……」「世間から好奇の目にさらされるのではないか」といった家族自身の不安や羞恥心(いわゆる世間体)のために,子どもの問題を都合よく合理化しようとしたり,問題を否認する傾向がある。その結果,事例化(他者に支援を求めること,援助希求行動)が遅れ,ひきこもりが長期化しやすい。
　②親は子どもの主観的体験に対する共感性に乏しく,子どもの気持ちを

汲み取ることが苦手である。家族相談の場面では、こうした共感性の低さが、以下のような特徴としてみられる。

一つは、「学校やアルバイトに行けるかどうか」といった、子どもの行動や行動上の変化にのみ関心を寄せる傾向である。こうした特性をもつ親は、学歴に対するこだわりが強かったり、行動面や生活面の目に見える変化にしか関心が向かない傾向がある。本人の主観的体験を理解しようとする態度は乏しく、とにかく生活リズムを整えることや自動車免許の取得を強要するなど、本人には見当違いに感じられる、あるいは、「わかりきっている」ような提案をしては、さらに本人との関係を悪化させるという悪循環を長年にわたって繰り返してきている[4]。

もう一つは、本人の主観的体験を推し測りながら関わり方を探ることができず、たとえば「外出はしていないが、お小使いをやるべきかどうか」「父親を嫌い自室に閉じこもってしまう子どもを夕食の食卓に呼ぶのが良いのか、部屋に食事を持って行ってやる方が良いのか」といったHow to式の質問を延々と繰り返す傾向である。

③家族同士がお互いの内面に踏み込み、情緒に触れることを過剰に危険視している。あるいは、家族同士が互いに迷惑をかけることを心配し合っており、お互いに援助を求めようとしない。そのため、相談に行っていることを本人になかなか伝えられなかったり、他の家族成員に助力を求めることにも強い抵抗を示す。家族は、しばしば「迷惑をかけない」「しっかりする」といった価値観を過剰に重んじており、こうした傾向は、強迫的ないしはシゾイド的なパーソナリティ傾向と捉えられる。

④上記のような家族文化は世代間伝達している場合がある。

⑤同性の子どもに、親自身の自己不全感や劣等感が投影されており、子どもの健康的な部分は否認されている。親から投影される不健康な自己イメージが子どものセルフ・エスティームを低下させていること、あるいは、「自分の中には悪いものがある」といった感覚を強化し、

自己形成に影響を与えることがある。また，こうしたケースの中には，子どもが建設的な行動をとろうとすると，親の羨望や破壊性が顕在化し，子どもに対して，より一層強力な抑制がはたらく場合もある。

　家族関係以外にも，教師などの年長者との体験や，以前に受診・相談したときの治療者・援助者との経験などが影響していることもあろう。いずれにしても，『わかってもらえるはずがない』という理由で来所・来院を拒否する人たちの治療・援助抵抗は強固であり，今のところ，本人とアクセスするための即効的な妙案はない。まずは家族が本人に「わかってもらえる」という体験を，少しずつでも提供できるかどうかが鍵と考え，筆者らは本人のパーソナリティ傾向，あるいは『わかりっこない』という確信に至る心理過程や，その背景にある親子関係をテーマとした家族への心理教育プログラムを試行してきた[5]。そして，その実践を通して，プログラムに対する家族の反応には，以下のようなパターンがあることがわかってきた。
　①本人の内的な体験に共感することに特別の困難がなく，レクチャーの内容を充分に活用し，これまでの関わり方を見直すことができる。そしてその結果，かなり速やかに家族と本人との関係が改善してゆくケース。
　②本人の体験を理解できるようになっても，やはり子どもの情緒に触れることには強い不安を感じているケース。
　③感受性が高まらず，一向に関係の修復が進まないケース。

　ひきこもりケースの場合，①のようなケースに出会うことは少ない。③のような反応を示すケースに対しては，少しでも本人との関係がよい兄弟・姉妹，叔父・叔母などに，早い時期からキーパーソンとして援助に加わってもらうことを勧めることで展開を図ることができるかもしれない。また，②のような反応を示すケースに対しては，親自身が自らの生育歴や親との関係を振り返ることを通して，抑制してきた情緒や欲求について理解を深

めるといった洞察的なアプローチへ導入することで，進展がみられるケースもある（第11章を参照）。事例を示す。

【事例４】

　24歳の次男は，大学を卒業後，単身アパート生活をしていたが，勤務先を解雇されて以後，閉居に近い生活となり，すでに2年が経っていた。この間の生活費は，両親が苦労して捻出してきたが，本人はそれを当然であるかのように享受し，増額を要求してきたりする。自分の車は手放したくないと言い，決して現在の生活を変えようとはしなかった。初回の相談時には，母親は彼の生活を支えるために新たな借り入れを計画していた。援助者は，母親がこれまで，本人の職場での体験をまったく聴こうとしてこなかったこと，借金をしてまで「ぬけぬけとした」本人を支えようとしていることが理解できなかったが，母親自身の生育歴から，それらの背景が明らかになっていった。

　彼女はアルコール依存症の父親と，夫に決して不平を言わない母親の間で，父親の暴力に怯えながら，あるいは夫をかばい，子どもたちには我慢を強いる母親に対しても不満を感じながら育ったという。しかし一方では，「お母さんはかわいそうだ」と感じ，「お母さんに心配や迷惑をかけない」ために，家の中では決して本音を話さず，中学卒業後，手に職をつけ，ここまでやってきたことを語り始め，涙ぐんだ。

　彼女のこうした対人関係は，現家族との間でも繰り返されており，「自分が何か言うと，家族に迷惑をかける」「家族が幸せなら自分は不幸でも良い」と考え，これまで心を開いたことはなかったという。彼女は数回の面接を通して，「自分の気持ちを話せると楽になる」という感覚を初めて体験していること，最近は夫にも自分の考えを少しずつ伝えるようになっていること，うまく話をすればわかってもらえると感じ始めていること，これまで"支え手"としての実母に同一化し，夫や次男に対しても同様に振る舞ってきたこと，あるいは次男の回復にも，こうした「楽になる」という体験が必要なのだと実感していることを語るようになった。

彼女は，夫と相談した上で，初めて次男に職場でどのような体験をしたのかを尋ね，受診や相談を勧めてみた。このときは，「そんなことをしても，わかってもらえるはずがない」と拒絶されたが，彼女は次男に援助の限界を伝え，経済的自立か，今すぐにそれができなければ，一旦は実家に戻ることを迫った。次男は渋々ながら実家に戻ることを選択し，硬直した家族関係に少しずつ変化が生じ始めている。

Ⅶ　本章で取り上げたこと

　社会的ひきこもりをきたしているケースへの援助，とくに，本人の受診・相談動機や，その背景にある対象関係，あるいは，実際に会う以前に，すでに形成されている援助者に対する先行転移を推測するために，土居による「面接者が被面接者に接してもつ印象，あるいは被面接者の面接者に与える印象の違いを正確に記述することを根拠とした分類」を応用し，先行転移と治療・援助動機に基づく分類・評価と，それぞれのケースに対する援助方針を示した。
　また，最もはたらきかけが困難であると思われる一群のケース，すなわち『わかってほしい願望』をもたず，『わかりっこない』『わかってもらえるはずがない』という理由で受診・相談を拒否するケースについて，その精神力動と家族特性，そして家族援助のあり方について検討した。

文　献

1) 土居健郎（1977）新訂・方法としての面接．医学書院．
2) 狩野力八郎(2003)スキゾイド患者について．（狩野力八郎）重症人格障害の臨床研究, pp.89-110，金剛出版．
3) Kernberg O (1984) Severe Personality Disorder. Yale University Press. （西園昌久監訳（1996）重症パーソナリティ障害．岩崎学術出版社）
4) 近藤直司（1997）非分裂病性ひきこもりの現在．臨床精神医学, 26; 1159-1167.
5) 近藤直司（1998）ひきこもりケースの家族教室．（後藤雅博編）家族教室の進め方, pp.84-93，金剛出版．
6) Langs R (1973) The Technique of Psychoanalytic Psychotherapy. Jason Aronson, Inc.

第11章 本人が受診・相談しないケースにおける家族状況の分類と援助方針

I 本人が治療・支援を求めないケースの家族状況

　本章では，ひきこもる本人が受診・相談を求めようとしないことに関連している家族状況を評価し，援助方針を検討するための分類，類型化について述べる。第2章では，本人が受診・相談に至らない要因について，本人側の要因，家族側の要因，援助者側の要因という三つの側面があることを述べた。本章では，本人と家族との間で生じている「悪循環」を分類し，おもに家族側の要因について，さらに理解を深めたい。

　まず，ひきこもる本人が受診・相談を求めていないケースについて，私の基本的な考え方を述べておく。①本人の「自立」を目標とする。②多くのケースで，本人に対する何らかの治療的アプローチが必要である。③それらの治療的サービスは，原則として本人が動機づけをもっている場合に限って提供されるが，本人にはその動機づけがない。④家族は問題を解決しようと努力しているが，結果的に本人との間で「悪循環」を形成しており，この「悪循環」によって本人の治療・相談への動機づけは，かえって低下しているようにみえる。したがって，⑤こうした「悪循環」を変化させることにより，受診・相談に対する本人の動機づけを高めることを家族相談の目的とする。⑥その際，本人に会えないままでも，何らかの枠組みに基づいてケースを分類し，援助方針を検討することが必要である。

　こうした観点に基づき，本人が医療機関・相談機関に表れないケースにみられる家族状況と，その背景にある本人と家族の精神力動，およびその

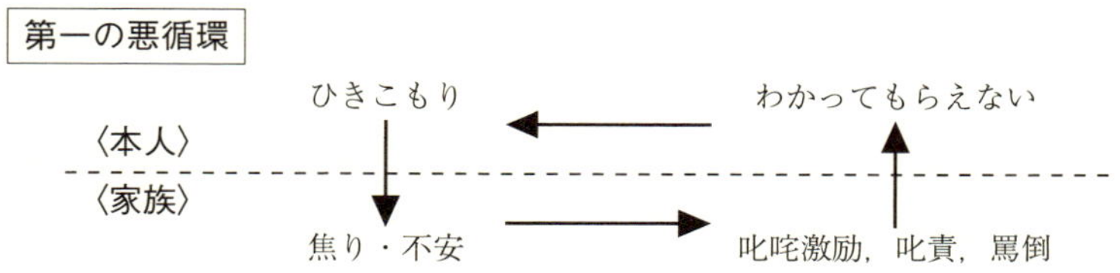

第11章　本人が受診・相談しないケースにおける家族状況の分類と援助方針　139

第一の悪循環

〈本人〉　　ひきこもり　←　　わかってもらえない
‐‐‐‐‐‐‐‐‐‐↓‐‐‐‐‐‐‐‐‐‐‐‐‐‐‐‐‐‐‐‐‐‐‐‐‐↑‐‐‐‐‐‐‐‐‐‐
〈家族〉　　焦り・不安　→　　叱咤激励，叱責，罵倒

図1

　相互作用としての「悪循環」を三つに分類し，それぞれの支援指針について検討したい。

II　第一の悪循環：叱咤激励する親と家族からもひきこもる本人（図1）

　社会的活動からだけでなく，本人が親との関係をも拒絶しており，徹底して家族とのコミュニケーションを回避しているケースがある。こうしたケースでは，手紙や伝言を通して本人に受診・相談を呼びかけても，「わかってもらえるはずがない」「自分一人で解決しなければならない」という理由で拒否されることが多い。
　こうしたケースの家族面接では，自分の体験と子どもの体験とを混同して語ったり，子どもが体験していると思われる不安や葛藤を合理化する親と出会うことが多いように思われる。あるいは，ひきこもりという事態を一刻も早く解消したいという親自身のニードから，子どもの体験や反応にはおかまいなしの一方的な強行手段に頼ってきた親もいる。本人が親の態度を，「親は自分自身の不安を解消したいだけ」「自分の考えを一方的に押しつけてくる」などとみてとると，親との関係をも回避するようになる。親は，"子どもがどのように感じているのか"を理解しようとするだけの余裕を失っており，不安と焦りを募らせ，さらに叱咤激励を強める，といった悪循環を繰り返すことになる。
　こうした悪循環はどのような経緯で生じるのであろうか。一例を示す。

【事例1】

19歳の男性。高校卒業後，大学に進学し，アパート生活を始めたが，2カ月後には講義に出席せず，閉居に近い下宿生活を送っていることを親が知り，実家に連れ戻した。その後も同様の生活状態のまま1年が経過し，母親が相談に訪れた。

母親によれば，父親は幼児期に親戚に預けられ，中学卒業後には親元を離れた体験があり，"早過ぎる自立"を迫られた生活歴をもつ。一方母親は，幼児期に亡くなった姉の"生まれ変わり"として両親の溺愛を受け，親の過干渉から未だに自立できないという葛藤を抱えているという。母親は，夫の過剰な依存傾向を嫌い，結婚当初から何度も離婚を考えたが，実家に戻ることには抵抗があり，何度も子ども（本人）を連れて，あてもなく歩き回ったことがあるという。

父親は，自立できない本人に自らの分離と早過ぎる自立を迫られた体験，あるいは依存傾向を子どもに投影しているようで，「おまえは甘えている」と，激しく本人を罵倒しているという。また母親も同様に，「ぐずぐずしている」「自立できない」という否定的な自己を子どもに投影しており，幼稚園の頃から現在に至るまで，たとえば「滑り台の上で立ち往生するようなグズな子ども」を叱りつけてきたという。両親は，それぞれの生育・生活背景のため，本人のひきこもり（両親にとっては，ぐずぐずしていること，甘えていること）に過剰に反応し，叱咤激励を繰り返してきたようであった。

本人の"ひきこもらざるを得ない事情"に目を向け，今後のことを落ち着いて話し合うことはできない。本人は親との関係を回避したまま，自室に閉じこもる生活を続けている。

次に，こうした悪循環の形成に，親の自己愛的傾向が関連しているケースについて述べる。こうしたケースでは，"できないこと"に対する否認や，「やろうと思えばいつでもできる」といった万能的な態度が特徴的であり，「やろうと思っても，どうしてもできない」という子どもの側の事情を汲

むことが難しい。親にとっては，"できない子ども"を認めることが，自身の喪失体験となるようである。事例を示す。

【事例２】

　父親は，いわゆる絵に描いたようなエリートであり，息子も有名大学に進学することを確信していた。高校に行けなくなった当初は，「おまえは必ず一流になれる」と叱咤激励していたが，まったく動き出せない本人に幻滅し，毎日のように罵倒するようになった。現在は，本人にまったく関わろうとせず，本人にとっては母親だけが話し相手になっている。

　母親は夫を批判し，「この子のことは自分だけが理解できる」と言い切っている。また，本人は専門学校への進学と高度な専門資格の取得を計画しているというが，母親の話を聴いていても，それが本人の希望なのか，母親の考えなのかが判然としない。また，本人に受診・相談を勧めてはどうかと提案すると，母親は「それは絶対に無理です」と言うが，それも母親自身の抵抗感なのか本人の考えなのか，やはり区別ができない。この両親は，家族教室に１回だけ参加したが，「皆さんより，うちの子だけが重いことがわかって，落ち込んでしまった」と言って，ドロップアウトした。

　ルビン Rubin, K.H. ら[10]は，社会的ひきこもりをきたす子どものケースにみられる親の特徴として，子どもの社会的技能の低さに対する耐性が低いこと，子ども自身の体験に基づく社会的スキルの獲得を待つことができず，直接的に教え込もうとする傾向が強いことなど，操作性の強さと巻き込まれやすさを指摘している（とくに事例１）。こうした悪循環をきたしているケースでは，家族が叱咤激励や「直接的な教え込み」の手を休めるだけで，家族内の緊張感が緩み，本人と家族の関係が薄皮を剥ぐように改善してゆくことがある。

　また，家族の叱咤激励が，あくまで親の思う通り，手の届く範囲での行動を望んでいること，いわば"片手では子どもの背中を押しながら，反対の手は子どもの手首をしっかり握っている"という視点が必要なケースが

あり（とくに事例2），この場合，親が「握っている手を離せるかどうか」が，もう一つの重要な課題となる。私は，「早いうちに，社会参加に向けて何かを始める」「それができない事情があれば，本人自身が相談に行く」という二者択一を本人に促すこと，あるいは，今後のことを考え，選択する猶予期間を定め，本人にも一つの区切りとして伝えることを家族に勧めることがある。また同時に，今後のことを考える作業は本人の責任であり，自由でもあること，相談されたとき以外は口出しを控えるように助言することもある。というのも，こうした局面で起こっているのは，本来，自立をめぐって本人が体験し，克服すべき不安や葛藤が切り離されて両親に投影されており，両親はそこに巻き込まれ，境界が曖昧になっている（投影同一化）という側面があり，こうした不安や葛藤を本人が自らのものとして体験し直すことは，治療動機を高めるために，また，彼らの心理的発達においても重要なことだからである。

さらに，まだ会ってもいない援助者・治療者にすでに向けられている「わかってもらえるはずがない」という本人の確信に対するはたらきかけについても考えてみたい。こうした確信を先行転移（pre-transference）[5]と捉え，本人の「わかってほしい」という欲求や期待が減衰していったプロセスとはどのようなものか，本人に「わかってもらえるはずがない」と感じられてきた親の態度とはどのようなものなのかといった点について家族とともに考えること，そして，家族の感受性（sensitivity；本人の感じていることを読みとり応答する機能）[1]を高めることを通して，「わかってもらえるはずがない」という本人の確信，あるいは回避性を緩めてゆくことができれば理想的である。

しかし，こうした援助方針のもとに，目に見えるような成果を上げることは簡単ではないし，叱咤激励を控えることを促すうちに別の悪循環に移行してゆく場合もある。たとえば，母親が本人に対して過剰に保護的に接するようになり，母親は父親の無理解を，父親は母親の過保護を互いに批判し合うような状況である。こうした場合，母親に対する本人の退行的な依存が目立ち始め，次に述べるような「第二の悪循環」に移行してゆくこ

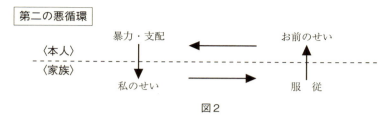

図2

とがある。

III 第二の悪循環：自責的な親と他罰的な本人（図2）

この悪循環においては，本人は暴力や恫喝，巻き込み型の強迫行為などによって家族を支配している。自らの不安や葛藤は否認されており，子どもの頃の育て方などについて親を批判したり，今の事態を即座に解決できるような万能的・魔術的な解決を迫ったりする。また，このような状況がエスカレートすると家庭内暴力にもつながりやすい。

一方，親は，これまでの本人への関わり方に対する自責感や，子どもから逃げ出すことへの罪悪感が強く，本人の一方的な暴力や支配にマゾキスティックに耐えようとしている。また，密やかではあるが，「自分が子どもと家族全体を支えている」という一種の万能感を抱いていることもある。いわば，"召使い扱いされても，暴力を振るわれても，手を離せない"といった状況であり，適切な支援なしには何年にもわたって長期化し，本人が自ら受診・相談に訪れることはない[9]。

【事例3】

18歳，男性。中学2年生で不登校となり，閉居が続いていた。その後，一旦は高校に通い始めたが，強い視線恐怖，対人恐怖，緊張感のために中退に至った。彼は母親に対して，「こうなったのは，お母さんの責任だ」「5年間のブランクを取り戻す方法を今すぐに考えろ」などと迫り，満足する答えが返ってこないと，壁に向かって食器や電化製品を投げつけ，母親が

怪我をすることもあった。一方，本人は父親を恐れており，父親が家にいると，自室に閉じこもるか，父親の目につかないように母親をつかまえては非現実的な要求を突きつけていた。

　母親は1人で相談に通ってきていたが，自分の役割である家業をおろそかにはできないと感じており，月に1度の面接でさえ，たびたびキャンセルした。治療者は，夫にも相談の必要性を理解してもらい，できれば同行してもらうようにと勧めてみたが，強い抵抗を示したため，まずは母親との面接を継続することとした。

　母親との面接過程で，彼女が本人との間で距離をとることを，「突き放す」と感じていること，そしてその背景として，結婚した直後に，妊娠に気づかないまま仕事を続け，流産したというエピソードがあり，流産した子どもに対する罪悪感や喪失感が本人に置き換えられていること，夫と本人との関係を仲介しないと家族が崩壊してしまうという不安，そして一方では，自分が家族を支えているという密かな自負心を抱いていることが理解できた。

　また，彼女は酒乱の父親と，夫に決して不満を言わない母親との間に育ったことを語った。彼女は，父親への嫌悪感と同時に，暴力に脅かされながらも夫の世話役に徹し，子どもたちには我慢を強いる母親に対しても不満を感じていたという。しかし一方では，「お母さんはかわいそう」と感じており，「お母さんに心配や迷惑をかけない」ために，何かを要求したり，愚痴を言ったりしたことはなかったという。

　彼女は夫から，しばしば「おまえが息子を甘やかすからいけない」と指摘されていたが，本人の要求を拒んだり，仲介役をやめることはできないようであった。援助者は母親に，「あなたと息子さんの関係の中に，息子さんを赤ん坊にしてしまう側面がある」と伝え，父親の考えを支持した。同時に，父親の言う通り甘やかさないように対応する必要があるが，そうすると本人が逆上する可能性があり，ぜひとも父親の助けが必要であるとも伝えた。またこの時期，母親は自らの母親同一化，あるいは，自分と夫，自分と子どもとの関係が，あれだけ嫌っていた両親の関係と同質のものであることに気づき始めており，ようやく援助者の提案を受け容れ，次の予

約には夫を連れて来た。

このセッションでは,本人の粗暴行為に対しては母親が一人で対応せず,夫に援助を求めること,あるいは夫が不在のときには家を出ること,最悪の状況では,夫の判断に基づいて警察通報することを話し合った。2週後のセッションでは,父親の不在時に受けた暴力を契機に,母親が実家に逃げたこと,母親自身は早く家に戻りたいと言っているが,父親の指示により,まだ戻らずにいることが報告された。

こうした局面は,本人の現実感を回復させることに役立った。当初,本人は,「お母さんのせい」を繰り返していたが,次第に「あれだけやれば仕方がない」と話すようになった。また,家に戻った後も,何かと父親に相談し,援助を求めるようになった母親をみて,「おれのお母さんはもういない」と言って泣き出したという。その後は,衝動行為を自分で抑制しようとする様子や,壊した物を自分で片づけたり,粗暴行為に怯える祖母をいたわるような態度がみられるようになり,映画を観に行く,近所の飲食店に食事に行くなど,生活面にも少しずつ変化がみられるようになった。

勧めに応じて来談した彼は,「つらくて悲しくて仕方がない」「自分は普通に進学して就職したかったのに,もう取り返しがつかない」と訴えた。治療者が「同じ不登校や中退を体験しても,生き生きしている人もいるよね」と応じると,「それはぼくの性格のせいだと思います」と応え,定期的な面接に同意した。

こうしたケースにおいては,本人から家族に向けられる暴力や支配的態度が目立ち,しばしば家庭内暴力と言える様相を呈している。親に対して子どもの暴力に無抵抗でいることや,「理解すること」「受容すること」のみを助言することは,家族の罪悪感・自責感を強化し,「悪循環」を硬直化させる危険性がある[2, 6]。

多くのケースで暴力の対象は母親であり,相談に訪れるのも母親が多い。まずは母親と,次いで,結果的に傍観者の立場にある父親を相談の場に招き入れること,そして,暴力に対するより積極的な対処策を家族とともに

模索することが必要である[11,12]。緊急性の高い場合には，家族が本人から距離をとるために，別居や警察への通報を勧めることもある。

こうしたアプローチは，危機的な家族状況に介入し，家族を守ると同時に，本人の現実検討能力と衝動コントロールを回復させることに役立つことがあるし，抑うつや孤独感，無力感，依存心など，それまで否認され，親に投影・排除されていた情緒を自らのものとして体験できるようになると，本人自身が治療のコンテクストに入ってくることになる。

傷害事件に至るような危機状況が懸念されるようなケースに遭遇した場合には，本人の年齢や状態像，入院治療による治療可能性，紹介できる医療機関の診療内容，家族状況などを多角的に評価し，警察官通報による措置診察など精神保健福祉法に基づく介入，少年法に基づく家庭裁判所への送致，あるいは児童福祉法に基づく一時保護などの介入を検討する必要もあるが，適切な家族援助によって危機状況を回避できる場合があることを事例3で示した。

Ⅳ 第三の悪循環：親子のひきこもり相互作用（図3）

このタイプのケースでは，家族のひきこもり傾向が一つの障壁となる。家族は，しばしば誰にも援助を求めようとしない。あるいは，自らの問題に向かい合うように本人に直面化することがないため，ひきこもりは長期化しやすい傾向がある。こうしたケースの親は，子どもの体験を"わかり過ぎてしまう"ことが多く，子どもを追い詰め，傷つけてしまうという強い不安を感じている。その結果，「これ以上傷つきたくない」「誰にも会いたくない」などと感じている本人との間で，当たらず障らずの共謀関係が成立し，ひきこもりは長期化してゆく。以下に示す事例は，父親の反応がこのタイプに特異的である。

【事例4】

30歳の長男は，高校を卒業後，単身アパート生活をしていたが退職し，

第11章 本人が受診・相談しないケースにおける家族状況の分類と援助方針　147

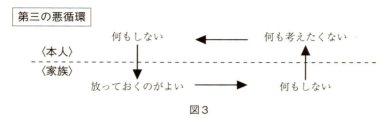

図3

そのまま再就職しようとせずに半年が経っていた。本人は，「しばらく休むけれど，生活費の心配はない」と言っていたが，母親は「放ってはおけない」と感じ，送金をしたり，何度もアパートに押しかけ，本人との関係はかえって悪化していた。

母親には，親戚宅に疎開したまま二度と親元に戻れなかったという体験，そして何人もの親戚を亡くすという戦争体験があった。彼女は面接の中で，「もし自分の家庭をもったら，家族の絆を大事にしよう」と思春期の頃から考えていたこと，また，アパートで白骨化している長男の姿を空想してしまうことを語った。

一方，父親のライフスタイルは，休日は一人で過ごし，親しい友人もいないという孤立的なものであった。自分の生育歴・生活歴などについては，家族にも話したことがないという。父親は妻の態度について，「おまえは口うるさい。とにかく放っておいてやるのが良いんだ。健康なおまえに何がわかる」と批判し，本人に関わろうとはしなかった。父親は，来談した当初はオドオドした態度を示していたが，少しずつ話せるようになり，最近になって「私が関わると，息子を壊してしまいそうです」と漏らした。

このケースでは，父親がシゾイド的な強い不安を抱いているものと考えられる。"わかり過ぎてしまう"という体験世界は，親自身の不安を子どもに投影し，同一視していること，あるいは自他（事例4においては父親にとっての子ども表象）の境界が曖昧であることの表れであり，心理的な分離が難しい事態が生じているものと理解できる。

こうしたケースに対しては，まずは親が援助者と面接に対して信頼と安

心を体験できることが重要であろう。その上で，本人に問題を直面化することや受診・相談を勧めることを，援助者が確固たる姿勢で親に促してゆくこと，あるいは親がどのような事態を恐れているのかを十分に聴き，そうした恐れの由来や背景を理解するための洞察的なアプローチについても検討する必要があるかもしれない。筆者は，すでに述べたような「期限つき二者択一」と，その決定を本人に任せるよう家族に助言することがあるが，このタイプの膠着状態はかなり強固であることが多く，本人との関係がよい同胞，叔父，叔母などにキーパーソンとして加わってもらうこともある。

V 三つのタイプに共通すること

以上，本人が相談・受診に現れないひきこもりケースを三つのタイプに分類し，本人の精神病理や家族との相互関係，家族背景，援助指針について述べてきた。しかし，各タイプにおいて生じている家族状況については，その違いと同時に，共通点も多いように思われる。その共通点は，本人が受診・相談を求めようとしない，動機づけをもたないことに留まらず，思春期・青年期の子どもの自立を支えるという家族の機能が不全状態に陥っていることであるように思われる[3,4,9]。

本稿で示した家族の諸特性は，思春期・青年期ケースの家族研究において，これまで指摘されてきたことと重なる部分が多い。たとえば中村[7]は，青年期の子どもを社会に送り出してゆく家族の機能を，個人と社会に介在する「橋渡しシステム」と呼び，家庭から出られない青年をもつ家族のモデルとして，両親間に慢性的で潜在的な葛藤が続いていること，これらを棚上げして治療に協力する姿勢を示すこと，しばしば母親はずっと以前から，子どもとの関係を夫婦の潜在的な満たされなさを埋め合わせるものとして形成してきたこと，そして世代間境界の稀薄さと，家族の外的境界の透過性が低いこと，その結果として，家族は「橋渡し機能不全システム」を形成していることを指摘している。

こうした家族状況を，親と本人との間で活性化している未分化な自己愛的対象関係として捉えることもできる。そこには，第一に，家族と本人との関係において活発にはたらいている投影や投影性同一化，あるいは子どもを自己の延長物と捉えるような自己愛的対象関係のため，家族の認知は主観的で感受性が低く，体験の様式としては自他の境界が曖昧であるという観点，そしてそれだけに，家族にとっては，"親から自立してゆく自分"，あるいは"子どもの自立を支える親としての自分"といういずれの役割においても，喪失の不安・葛藤を引き起こすことになるという第二の観点，そして，こうした対象関係にもとづく二者関係優位のプリミティブな体験様式は，母子の密着といったように，家族状況としても二者関係優位の状況となり，これが世代間境界の曖昧さとして捉えられるという第三の観点，さらに，こうした親子関係が持続する結果，家族は青年期の発達課題に直面し，危機的な状況に陥っている子どもに必要な holding environment（抱える環境）を提供することに失敗しているという第四の観点が含まれる[3,4]。

また私は，児童・思春期の精神科臨床を通して，初診・初回面接にあたって，家族成員の誰が，どのくらい本当のことを，どのように子どもに伝え，子どもがそれにどのように反応しているのか，親の勧めに応じ，納得して受診しているのかといったことが，家族の養育機能や親子関係の重要な一部を表していると考えるようになった。たとえば，親が問題とみなしていることや心配していることを率直に子どもに伝え，子どももそれに納得している初診もあれば，何も説明せずに，とにかく連れて来ただけの初診や，嘘をついて連れてきている場合もある。初診の予約はしたものの，子どもを連れて来ることができず，親だけで来院・来談するケースや，子どもと同席では話せないので，まず，親が話をする時間をつくってほしいと希望するようなケースでは，すでに親子の関係に大きな齟齬が生じていることが多いし，一般的に養育機能にも問題が多い。青年期・成人期のひきこもりケースで，本人に声をかけることもできず，家族だけが相談に来るということは，本人と家族との間で重要な問題について話し合うことができな

いことを表しているし，それがすでに何年にもわたって慢性化しているのかもしれない。

VI　治療・援助の進展に伴う家族へのサポートについて

　次に，本人が治療・援助につながった後の家族援助についても触れておきたい。とくに，本人との間で良好な治療・援助関係が築かれつつある時期，あるいは本人がひきこもりの状態から脱し，社会に向けて動き出しつつある時期は，それまで膠着状態にあった家族システムに大きな変化が生じやすい時期でもあり，家族の思わぬ反応に遭遇することがある。そのような家族の動きは，意識的には本人を心配してはいるが，無意識的には家族自身の不安，羨望，嫉妬などの情緒，あるいは親自身の分離不安を背景とすることもある。

　以下に示す事例は，母親の説得で本人が心理療法につながったものの，治療過程において母親の分離不安が顕在化したと思われるケースである。

【事例5】

　19歳の女性，A子。視線恐怖のため，高校2年の2学期から不登校となった。その後，自宅で家事や読書，あるいはテレビや新聞を見たりして過ごしていた。

　母親は自己評価が極端に低く，自己不全感や劣等感が強かった。また母親自身，思春期から現在に至るまで，対人関係においてひきこもりがちになるという悩みを抱えていた。そして母親面接では，「娘の人付き合いが下手なところは私にそっくりです」と何度も強調し，本人との間で，ある種の一体感を感じているように思われた。援助者が夫の来所を求めたが，「娘の問題は私一人で解決しなければいけないと思っています」と言い，夫に協力を求めようとはしなかった。母親が強く本人を説得したことで，本人も来談し，個人心理療法を開始したが，母親は娘が面接で語った内容を知ろうと何度も治療者に問い合わせてきた。

第11章 本人が受診・相談しないケースにおける家族状況の分類と援助方針　151

　本人は迫害的な不安の強い人であったが，1年ほど経過した頃から，母親との関係について，「お母さんは私が幸せになることに嫉妬する」「私はお母さんに似ていると言われてきて，自分でもそう思っていた。でも，私は友達もつくれるし，お母さんとは似ていない」と述べるようになり，まもなく中学時代の友達と再会するなど，対人関係に広がりがみられるようになった。この時期，「自宅から遠い」といった理由で，母親は繰り返し娘の心理療法を中断させようとした。

　この他にも私は，子どもの自立的な動きに伴い，母親が抑うつ状態に陥ったり，援助者に被害感を抱くようになったケースを経験しており，こうした時期には，親サブシステム（夫婦関係）の強化など，親への心理的サポートがとくに重要であると感じている。また，家族相談と本人への個人心理療法を並行して実施しているケースにおいて，「一人になることの寂しさ」が本人と親の双方から同時に語られたり，同じ時期に抑うつ状態を生じたこともあり，こうしたケースはひきこもりが長期化するメカニズムを検討する上で重要な示唆を含んでいるものと思う。

Ⅶ　家族支援のあり方について

　以上のような知見から考えられるのは，境界例や摂食障害など，これまで論じられてきた思春期・青年期ケースへの家族支援と同様に，ひきこもりケースの家族支援においても「世代間境界の確立」が一つの中心的な課題なのであろう。たとえば，子どもを巻き込まずに夫婦関係に向き合うように促すこと，あるいは，親の対象喪失を支えることが重要な課題になる。
　狩野[3,4]は，境界例の家族支援の課題として，「家族が本人の自立を支える holding environment として機能できるようになること」を強調した。ここでいう「holding な家族機能」は，乳幼児期の子どもを「抱っこする」といった保護的・滋養的な機能よりも，たとえば，「子どもの自立に伴う親自身の葛藤や喪失感に耐えること」「子どもが自分の思い通りにならな

いことで被害的になったり，子どもの自立を阻もうと行動化しないこと」と捉えるべきであろう。これは，青年期の子どもを自立させるという中年期における心理的発達課題でもある。

Ⅷ　家族支援，その後

ここまでは，2000年に執筆した拙論を修正したものである。以下，2017年の時点において補足しておきたいと思うことを何点か述べておく。

まず，これまで海外の研究者からたびたび質問されてきたことについて考えてみたい。人がそれぞれ自立的であることを当然の文化とする国々の人たちは，日本のひきこもり問題に対して，「なぜ，家族は子どもの面倒をみているのか」という疑問を抱くようである。一般的に日本人は，自分の子どもが平均的な社会参加に困難を抱えているときに，独り立ちを強いることを控える傾向があるし，子どもの側も何が何でも家を出ようとはしないように思われる。子どもが家を出て，どのような暮らしをしようとも，親はそれを子ども自身の責任と捉え，同居や経済的な保護をしなければ，日本型のひきこもり問題は生じにくいのかもしれない。また，本章で提示したような家族のあり方が，特別に密着が強いとか，過保護であるとは感じない日本人も多いように思われる。私には家族文化に関する国際比較を論じることはできないが，本章をまとめながら，その答えの一端がみえたように感じたのだが，いかがなものであろうか。

次に，ひきこもり問題をテーマとした研修会などで，上記の事例で示したような家族の生活史を，援助者がどのように把握しているのか，という質問を受けることがある。そう問われて振り返ってみると，自分から積極的に聴取したというよりは，家族が自ら語り始めることの方が多かった。また，相談面接を始めた当初から話し始める人もいたが，多くは面接を重ねるうちに，何かの契機で語り始める人が多かったように思う。

狩野[3,4]はholding environmentとしての家族機能を高めるために治療者・援助者に求められる機能・役割として，「家族が新しい関係性のあり

第11章 本人が受診・相談しないケースにおける家族状況の分類と援助方針　153

方を経験し，学び，認識できるような holding environment を提供すること」と述べた。この言葉を私なりに解釈すれば，holding な面接の場とは，家族にとって，「そこにいると少しほっとできたり，支えられていると感じられる場」，「一人では向き合えないような，さまざまな体験を想い出したり，自分自身に向かい合うことができる場」，「過去や現在，そのときどきの感情を生き生きと感じることができる場」ということのように思われる。

　いろいろな家族の生活史を聴くうちに，深刻な対象喪失やアルコール問題などの背景が稀ではないことを知るようになり，一時期は，家族に対しても心理検査を実施してみたり，家族教室にジェノグラムワークを取り入れたこともあったが，ルーチン化するには無理があると感じ，長くは続けなかった。「語れなかった人が，語りたくなったときに語ることができる」，家族にとっての holding environment というのは，そういうことなのではないかと思う。

　また，上記の事例では，いずれも家族のパーソナリティや生活史と現在の家族状況との関連を強調しているが，実際の家族面接では，もっと多くの時間を，本人との間で冷静に話し合えるような関係を取り戻すための工夫や，本人に相談・受診を促すタイミングなどについて話し合うことに費やしていた。それらの合間で語られたのが，上記のような家族の生活史である。

　援助者がその必要性を感じて，意図的に家族の生活史にまで話題を深めようとするのは，家族が適切とは思えないはたらきかけをどうしてもやめられないとき，あるいは，平均的な家族機能を有しているのに，ある特定のことだけができないとき，たとえば，子どもが落ち着いて話せるようになるまで待つことができない，学校や職場で何があったのかを聴き，これからどうすべきかを冷静に話し合うことができない，あるいは，話題にすらできないことが明瞭になってきたときなどであり，家族が何を不安に感じているのかを話し合わなければ，膠着状態から抜け出せないと判断したときである。その不安が現在の家族関係から生じていれば，そこまでに留

まるし，話題が原家族にまで及ぶこともある．すでに膠着した悪循環を形成しているケースの家族面接では，そこまで話題にせざるを得ないケースが少なくなかったということでもあろう．

文 献

1) Ainthworth MDS, Blehar MC, Waters E et al (1978) Patterns of Attachment ; A Psychological Study of Strange Situation. Lawrence Erlbaum Associates.
2) 本城秀次 (1989) 登校拒否に伴う家庭内暴力の治療．精神科治療学，4(6); 699-707.
3) 狩野力八郎 (1995) システム家族論からみた家族と精神分析からみた家族：おもに三者関係をめぐって．思春期青年期精神医学，5(2); 175-182.
4) 狩野力八郎 (1997) 動機と創造：境界例の家族療法について．家族療法研究，14(3); 179-184.
5) Langs R (1973) The Technique of Psychoanalytic Psychotherapy. Jason Aronson.
6) 中村伸一 (1994) シリーズ精神科症例集6 家庭内暴力．中山書店．
7) 中村伸一 (1997) 家族療法の視点．金剛出版．
8) 成田善弘 (1995) 境界確立の努力としての「家庭内暴力」．思春期青年期精神医学，5(2); 183-190.
9) 小倉 清 (1980) 親に乱暴する子どもたち．臨床精神医学論文集（土居健郎教授還暦記念論文集），pp.241-233，星和書店．
10) Rubin KH, Asendorpf JB (1993) Social Withdrawal in Childhood. Lawrence Erlbaum.
11) 下坂幸三 (1993) 受診しない摂食障碍者の家族援助による治療．思春期青年期精神医学，3(1); 10-21.
12) 下坂幸三 (1999)「家庭内暴力」に対する応急の対応について．家族療法研究，16(2); 63-67.

第12章 本人は受診・相談しないケースの家族支援

I 本章で取り上げること

　ひきこもりケースの特徴の一つは，本人が受診・来談に至らないまま家族と面接する機会が多いことである。多くの援助者がこうした家族面接に取り組んでいるが，何を目標に，どのような面接を，どのくらいにわたって継続すればよいのかといった見通しをもてずにいる人も少なくないようである。そこで本稿では，本人に会えるようになるまでに，どのような家族相談・支援ができるのかを取り上げてみたい。

　私自身は，緊急性の高い局面や集中的に情報収集を進めようとする場合を除けば，ひきこもりケースの家族面接は月1回で1回50分という設定で継続することが多かったので，ここでも，そのような設定を念頭に置いて論を進めたい。

II 本人に会えないケースの特徴

　『ひきこもりの評価・支援に関するガイドライン』[4] の作成にあたって，筆者らは5カ所の精神保健福祉センターによる共同研究を実施した[3]。その中で，調査期間内に本人に会えなかったケースと本人の来談までに1年以上を要したケースについて検討し，本人の来談までに長期間を要する，あるいは本人が来談しないまま経過する要因について，本人の要因，家族の要因，援助者の要因という3点に整理した。

本人の要因としては，不安や恐怖感のために社会的な場面を回避する，あるいは，生活の変化を頑なに拒絶する傾向が強いことが多くのケースで指摘されていた。家族の要因としては，症状・状態の増悪を恐れて変化を促せない，適切な対処行動がとれないといった傾向がみられた。この二つの要因は重なっていることもあるが，どちらか一方の場合もある。たとえば，両親は意思の疎通を図りながら本人へのはたらきかけを工夫しており，はたらきかけの意図や方法も適切であると思われるのだが，何としても本人の頑なさが揺るがない場合がある。逆に，本人の精神病理はさほど深刻とは思えないが，どうしても家族がうまく本人にはたらきかけることができず，そのことによって長期化しているように思われる場合もある。

そして三つめの要因が支援者側の問題である。支援者側の問題として指摘されていたのはおもに2点であり，その一つは，具体的な支援方法や予測される展開などを本人に適切に提示できなかったことであった。これはおそらく，1年以上を要してようやく来談した本人にその理由を訊ねたところ，「行っても何をしてくれるのかわからなかったから」と述べたものと推察される。もう一つが「家族だけの相談をどのように進めていけばよいのかわからなかった」という支援技術の問題である。

Ⅲ 家族面接におけるアセスメント

まず，本人が来談する以前の家族面接において，どのようなことがアセスメントできるかを考えてみたい。

1．家族の問題認識と状況把握

家族が的確に現状を把握できるかどうか，本人や他の家族の体験や意図を理解し，共感できるかどうかを評価する。現実検討能力が低く，他者の体験，感情，意図などを歪曲して解釈しやすい傾向が強ければ，来談者の語りや説明から状況を客観的に把握し，有効な対応を検討することは難しい。現実検討能力を評価する際には，家族が語る内容の客観性や整合性，

自分たちの言動やはたらきかけを本人がどのように体験しているかということについての共感性と想像力に注目する。語りの時系列が混乱しているために，これまでの経緯やエピソードの前後関係を何度も確認する必要がある場合，自他の区別が曖昧で，家族の考えなのか，本人の考えなのかが判然としないこともある。

最初から自宅への訪問を希望して来談する家族もいるが，訪問について本人の了解を得ていることは稀で，訪問が本人にとってどのような体験になるかも考慮されていないことが多い。母親の要望で訪問したとしても，他の家族成員が拒否することもある。本人や他の家族成員に対する共感性や想像力の弱い家族に対しては，これらの点に留意する必要があるし，細部にわたって極めて具体的な助言や指導が必要になることが多い。

2．本人像

今後のはたらきかけを検討する上で，できることならば，まだ会えていない本人がどのような人であるかを推測・把握しておきたい。その際に有用な情報は，普段から本人が話している内容と，ある出来事・状況の際に示した反応である。筆者は，親が語る本人像や生育歴，生活歴，あるいは"子どもの頃からの育て方"などを手がかりにするよりも，この2種類の情報を頼りにする方が歪みの少ない本人像を形成しやすいと考えている。本人のパーソナリティや発達特性，あるいはそこまでいかなくとも，本人が受け容れそうなはたらきかけと，拒否しそうなはたらきかけの区別がつくようになってくると家族に有効な助言ができるようになるし，自分が本人にはたらきかけを試みる際にも具体的な手段を考えやすくなる。

3．家族の対処行動

これと関連して，家族の問題解決能力も重要である。本人や他の家族成員に生じた問題に対してこれまでどのように対処してきたか，その対処方法は合理的・効果的であったか，無効であった場合に異なる対処方法を検討できるだけの柔軟性があるかといった点である。他者を信頼して協力関

係を築くことができる資質，話し合ったことを実際に試みてみる実行性，すぐに効果がみられなくてもしばらくは続けてみる一貫性と，それでも無効な場合に応用編を考えてみるだけの柔軟性などがポイントになる。

4．家族関係

個々の家族成員の問題解決能力と同時に，両親がどのくらい協力し合って問題に対処できるか，本人以外の子ども（本人にとっては同胞）や親戚などと協力関係を結ぶことができるか，あるいは本人と良好な関係を維持しており，重要なことを話し合えるような家族成員や親戚がいるかなどである。また，狭義の家族療法的アプローチ（後述）を考える場合には，家族内のヒエラルキーやサブシステムのあり方，あるいは家族同士で交わされるやりとりの詳細を聴き取る場合もある。

5．援助者自身の力量と時間

家族の問題解決能力と面接を担当している援助者（自分）の力量から，今後どれほどの展開を生じさせることができそうかをイメージすることが重要である。また，自分がそのケースにどれくらいの時間をかけられるのかも重要である。もちろん一概には言えないものの，多くの時間をかけることができれば，膠着した状況に変化を生じさせることができる可能性が高まる。

こうした視点を欠いていると，展望のない家族面接や家族教室などを漫然と続けることになりかねない。来談している家族と自分だけでは限界があると判断した場合には，それまで続けてきた面接の目標や方針を再検討すること，別の家族成員に来談を求めること，訪問によって直接本人にアプローチすることなどを考えてみる必要がある。

Ⅳ　家族支援の方法論

次に，本人に会えない段階での家族相談の方法論について考えてみたい。

上記のアセスメントを進めながら，以下に述べるようなアプローチのいずれか，またはいくつかを組み合わせながら家族との面接を重ねてゆく。

1．家族相談を本人に会えるまでのプロセスと捉え，おもに本人が受診・来談すること，あるいは訪問・往診を受け容れることを目標とし，そこに至るまでに必要な手順や方法を話し合うアプローチ（受診援助，家族を介した受診勧奨）

　家族だけが来談する場合，これまで本人に受診・相談を促すようなはたらきかけをしたことがないというケースが少なくない。家族が本人に受診・相談をもちかけてみると即座に本人が応じることがあり，こうしたケースでは，本人は自分から受診や相談について切り出すことをためらっていたり，そのきっかけをつかめずにいただけで，むしろ家族からその話題が出ることを待っていたようにさえ思われる。家族と本人とが比較的良好な関係を維持しており，本人に適切なはたらきかけができそうな場合には，家族から本人に来談を促してもらうことを早い時期に一度は考えてみた方がよい。

　近年，多くの支援者にとって取り組みやすく，再現性の高い支援方法として，「コミュニティ強化と家族訓練（Community Reinforcement and Family Training：以下CRAFT）プログラム」を応用した手法[7]が取り入れられている。CRAFTプログラムは，本来，受療を拒否する物質乱用者の重要な関係者（とくに家族）を対象とした介入・支援プログラムであり，受療を拒否してきた物質依存症者の治療参加に高い効果を示すことが報告されており，上記のガイドラインにおいても，今後，ひきこもりケースの家族支援に応用し得る可能性について言及されている。

　CRAFTを応用した家族支援においては，家庭内暴力などの問題行動が，誰といるときに，どこで，いつ，直前には何が起きていたか，という軸に沿って整理してみることによって，家族が本人とのコミュニケーションや関わり方を具体的に再検討するようにはたらきかけることができる。また，本人の望ましい行動を増やす，あるいは医療機関や相談機関の利用を促す

ためのコミュニケーション・スキルや，家族がそれらを習得するための支援方法が具体的に示されており，現在までに，本人の受療・社会参加を促進する効果や家族関係の改善，家族機能の向上に有効であることなどが報告され，ひきこもりケースの家族を対象にしたワークブックも作成されている。

また山本ら[8]は，ひきこもる本人が自閉スペクトラム症をもつ，あるいはその疑いが強いケースを対象に，CRAFTの方法論に自閉症特性をもつ人たちへの効果的なアプローチ方法を加味した家族支援を試みた結果，30例中21例で本人の社会参加や治療に向けた変化が生じ，ひきこもり期間が10年を超える5例についても3人に変化がみられたことを報告している。こうした手法によって，今後，本人の受療や社会参加を促進するための家族支援の技術が大きく前進する可能性に期待したい。

2．来談している家族にはたらきかけ，家族システムや家族と本人との関係性の変化を通して本人の問題や行動に変化を生じさせることを意図したアプローチ（狭義の家族療法的アプローチ）

たとえば，本人と母親との密着に対して両親サブシステム（両親の協力関係や連合）の強化を試みてみること，家族と本人との具体的なやりとりや会話を詳細に聴き取り，固定化したコミュニケーションのパターンに変化をつけてみることなどが考えられる。ひきこもりケースに特徴的な家族関係と支援方針には以下のようなパターンがある[1]（第11章を参照）。

①親の叱責や叱咤激励を負担に感じる本人が家族との関係からもひきこもってしまう場合には，一旦はこれまでのはたらきかけを控え，本人との間で高まっている緊張感を下げ，関係修復を図る。それだけでは本人が動き出せない場合には，家族に本人の立場や意向を尊重した冷静な話し合いを促すことが重要である。

②家族（とくに母親）を暴力的に支配する本人と，暴力に対する恐れや子育ての失敗という自責感のために母親が本人に服従するような関係が固定化している場合には，自分のことは自分でやってほしいと本人

に伝え，母親が外出する時間を増やす，父親が本人に対応する機会を増やすなど，葛藤的に密着した二者関係の修正を図る。支配や暴力がさらにエスカレートすることが予測される場合には具体的な対処方法を充分に話し合う必要がある。一旦は母親が家を離れる，警察の介入を求めるなど，家族に重大な決断をしてもらうこともあり得る。
③何の行動もせず，今後のことを考えようとしない本人と，何のはたらきかけもしない家族との間で淡々と年月が過ぎている場合には，自分の将来や今後のことについて考えてみるよう本人にはたらきかけることを考えてもらう。

いずれの場合も，これまでの関係性をどのように変えてみるかという点が家族面接の中心的なテーマになる。実際に，どのようなタイミングで，誰が，どのようにはたらきかけるかは個々の家族状況や家族関係に応じて検討する。これまでと違う関わり方を試みることに強い不安感を抱く家族が少なくないので，「これならできそうだ」と家族が思えるようなはたらきかけを一緒に探り出すような面接を心がけたい。また，次に述べる家族へのグループ支援も，こうした不安感の軽減や本人の向き合おうとする意欲を高めるために有効なことがある。

3．ひきこもり問題の現状，子どもの心理や精神医学的問題，適切な親役割などについて理解を深めてもらうことを目標としたアプローチ（心理教育的なアプローチ）

信頼できる疫学データや研究報告，活用できる社会資源，これまでの臨床経験など，ひきこもり問題に関する情報を家族に提供する。グループ形式の「家族教室」は，前半を講義形式の情報提供，後半を質疑や家族同士の話し合いによって構成することが多い。家族教室の有効性を実感できるのは，参加している家族から，さまざまな経過を経て家族関係や本人の生活状況に変化を生じさせた経験，本人が社会参加するまでのプロセスを支え切った経験が語られるときである。暗中模索の状態にある他の家族に

とってはこうした経験談は何よりも支えになるし，家族関係や本人へのはたらきかけを考え直してみようという意欲と動機づけを高める[1]。

ただし，家族教室の講義はひきこもり問題に関する一般論に留まりやすい。後半のディスカッションでより具体的な本人へのはたらきかけについて取り上げたとしても，出席しているすべての家族がそれぞれ今後の具体的な方針を見出し，持ち帰ることはできない場合が多い。「わが家の場合は今後どのような取り組みから始めるか」といった個別性の高い課題に踏み込むには，個々のケースに対する継続的な個別相談が必須であることを強調しておきたい。

4．本人と関わる上で親が体験している不安や葛藤を取り上げ，その由来や解決方法などについて話し合うアプローチ（洞察的アプローチ）

ひきこもりが長期化してきたとき，問題を解決する力のある家族は，できるだけ本人の立場を尊重しながら，あるいは本人の表情や反応をみながら，何かつらい思いをしたのではないか，どのようなことがあったのか話せるか，この後どのように立て直すことができるだろうか，専門家に相談してみてはどうかといった話題を，戸惑いを感じつつも何とか切り出すことができるのではないかと思う。その一方で，家族側の不安や葛藤からそのような話題をまったく切り出せない場合や，自分が相談に行っていることさえ本人に伝えられない家族がいる。こうしたケースでは，本人へのはたらきかけの結果，どのような事態が生じることを恐れているのか，そのような恐れを抱くのはなぜなのかを家族と話し合うことが必要かもしれない。

家族が抱いている恐れに焦点を当ててみると，ときに家族の外傷体験が明らかになることがある。たとえば身近な人の自死を経験したことのある親が，子どもを心理的に追い詰めることに対して強い不安を抱いている場合などである。あるいは，一人暮らしのままひきこもっていた本人の立ち直りを待つことができず，本人の意向を無視した一方的なはたらきかけを繰り返していた母親から，過去に経験した家族との外傷的な死別と本人の

第12章　本人は受診・相談しないケースの家族支援　163

ひきこもりが重なってしまい，一人暮らしの本人が衰弱死しているという空想が頭から離れないという話を伺ったこともある。

こうした場合，外傷体験をめぐる複雑な感情に焦点を当て，それを受け止め，支えるような心理療法的な配慮が不可欠であり，その結果として，もしも家族が過去の外傷体験と現在ひきこもっている本人の問題とを区別して捉えられるようになれば，その後，本人にどのようにはたらきかけてゆくかを話し合えるようになるかもしれない。

V　本人に会えないケースにおける3段階の目標設定

次に，本人が受診・相談に至らないケースで筆者らが家族に勧めている3段階の目標設定について述べる。この段階的な目標設定は，援助者と家族が，いま，何に取り組んでいるのかを確認・共有する際に便利である。

第一段階では，今後の生活・人生について話し合うこと，または大切なことを話し合えるような親子関係を取り戻すことを目標とし，本人へのはたらきかけを考えてみる。上述のとおり，家族が本人と話し合おうとする姿勢を示すだけで本人に動きが生じる場合があるし，さまざまなはたらきかけを続けることで，薄皮を剥ぐように少しずつ関係がほぐれ，ようやく重要な課題について話し合えるようになる場合もある。前項で述べたような家族支援の方法論は，おもにこの段階で活用されるものである。

どのような手を尽くしても話し合えるような関係づくりは難しいと判断した場合には第二段階に移る。第二段階で取り組むのは，いまの生活を変えるために始めるべきことを考えて行動に移す，あるいは問題を解決するために自ら受診・相談することなど，期限を切って本人の決断を促すことである。この場合にも性急に決断を迫るような一方的な姿勢ではなく，「親は話し合いたいと思っているが，おまえはその気になれないようなので，残念だけど諦める。でも，これ以上は先延ばしにせず，今年度のうちに自分でどうするかを決めなさい。もしも決断するまでに親と話し合いたいと思うことがあれば，ぜひ声をかけてほしい」といったメッセージを添えて

もらう。

　さらに、こうしたはたらきかけを何度か試みても無効な場合の第三段階として、家族と本人が離れて暮らすことを考えてみるように勧めている。具体的な進め方は慎重に検討する必要があるが、この場合にも、家族は本人と社会との橋渡し役[5]になろうとしているという意図を本人に伝えることが重要であろう。

VI　家族支援に関する論点

　以上、本人に会えない段階での家族相談の実際について述べてきた。このテーマについては日本思春期青年期精神医学会の第5回大会のシンポジウム[6]で充実した討論が交わされているが、その後、取り上げられる機会はそれほど多くはないように思われる。本稿をまとめてみて、私が「家族と本人が問題の解決について話し合えるようになること」を重視していることに改めて気づいた。ひきこもりという観点からいえば、「家族内に生じているひきこもりの軽減を図るアプローチ」と呼べるかもしれない。他にもさまざまな援助論があると思うし、もっと洗練された面接技術を駆使している専門家もおられると思う。本稿がさらなる議論の呼び水になればと思う次第である。

　ひきこもりケースの治療・支援論にはいろいろ立場があり、本章で示したような支援論に対して、その人にとって必要なひきこもりを尊重しようとせず、性急にはたらきかけようとし過ぎていると批判的に捉える人たちもいると思う。ただ、第11章で示したような悪循環が長期化しているケースをただ見守っているだけでは、さらに問題の解決が難しくなるであろう。第8章で述べたような、内的なひきこもりを尊重し、その人の成長・発達を見守ろうとすることと、家族同士でさらに傷つけ合い、悪循環が深刻化してゆくケースを放置することは、まったく次元が異なるということを読みとっていただきたい。

引用文献

1) 近藤直司 (2000) 本人が受診しないひきこもりケースの家族状況と援助方針について. 家族療法研究, 17(2); 122-130.
2) 近藤直司, 萩原和子, 太田咲子 (2010) ひきこもりケースの家族支援. 精神科臨床サービス, 10(3); 364-368.
3) Kondo N, Sakai M, Kuroda Y et al (2011) General condition of hikikomori (prolonged social withdrawal) in Japan : Psychiatric diagnosis and outcome in the mental health welfare center. International Journal of Social Psychiatry, 59; 79-86, 2011.
4) 厚生労働省 (2010) ひきこもりの評価・支援に関するガイドライン. http://www.mhlw.go.jp/stf/houdou/2r98520000006i6f.html
5) 中村伸一 (1997) 家族療法の視点. 金剛出版.
6) 小倉 清, 下坂幸三, 皆川邦直, 他 (1993) 受診しない思春期・青年期患者と親への対応. 思春期青年期精神医学, 3(1); 1-47.
7) 境 泉洋, 野中俊介 (2013) ひきこもりの家族支援ワークブック. 金剛出版.
8) 山本 彩, 室橋春光 (2014) 自閉症スペクトラム障害が背景にある（または疑われる）社会的ひきこもりへのCRAFTを応用した介入プログラム―プログラムの紹介と実施後30例の後方視的調査. 児童青年精神医学とその近接領域, 55(3); 280-294.

第13章　幼児期・児童期のひきこもりと家族支援

I　本章で取り上げること

　本章では，まず，幼児期・児童期のひきこもりに関する先行研究について概説する。また，本人が来談を渋る場合があること，単発の助言や指導で事態が好転する事例が少ないこと，継続的な家族面接と親支援が必要となる事例も稀ではないことから，不登校・ひきこもりが半年から1年，事例によっては数年にわたって長期化しているような児童・思春期事例に対する家族支援について考えてみたい。

　児童・思春期のひきこもりが長期化するような状況は，本人の性格，気質，発達特性，対人関係の特徴に加えて，家族や養育の状況，学校の状況などの諸要因が絡み合って生じていることが多いのではないかと思う。オンラインゲームやインターネット上の交流に没頭しつつ，現実生活においては不登校が長期化している中学生なども少なくないようなので，より広範な文化・社会的状況についても検討するべきかもしれないが，本稿では，本人のパーソナリティや発達上の特性，あるいは家族状況との関連から，ひきこもりの長期化という現象を捉えたいと思う。

　本人の発達特性に関しては，とくに自閉スペクトラム症を背景とするひきこもり事例について，そのメカニズムと基本的な親支援の方針を確認しておきたい。また，親支援の方針を検討する際には，子どもの診断や障害分類だけでなく，子どもの精神発達を促進するために，どのような親機能を強化する必要があるのかを，個々のケース，あるいは，個々の局面にお

いて見立てる必要があることを示したい。また、介入の困難な家族状況として、家族の外傷的な喪失体験や親の発達特性が関連している場合があること、さらに、個別の面接・相談以外の方法として、家族教室などのグループ支援と自宅への訪問の有効性を示したい。

II　幼児・学童期におけるひきこもり

ルビン Rubin, K.H. ら[8,9]は、仲間から孤立する子どもの背景を、以下の3つに分類した（カッコ内は筆者による追記）。

①仲間よりも玩具や本などの「モノ」に対する志向性が優位で社会的アプローチの動機づけが低い（他者と関わりたいという欲求が弱い）ものの、特に回避傾向が強いわけでもない"受け身的なひきこもり"。

②仲間集団に加わりたいという動機づけをもちながらも、特に新しい環境での不安や心配のために葛藤状態に陥っている子どもたち。

③仲間を回避しようとする動機づけは低く、むしろ高い社会的アプローチの動機づけ（他者と関わりたいという欲求）をもちながら、未熟さや攻撃性のために仲間から排除される子どもたち。

このうち、①の子どもたちは、不適切な家族環境や周囲からお荷物扱いされるなどの過酷な環境に置かれることにより、年齢とともに社会的活動を回避しようとする動機づけが高まることがあることが指摘されている。また、②については、子どもの生来的な気質に加えて、養育者の抑うつや巻き込まれやすさ、子どもの行動を過剰に制御しようとする傾向などがみられ、子どもに社会的スキルの乏しさが目立ち始めると、養育者には子ども自身の体験的な習得を尊重する姿勢よりも、強力かつ直接的・具体的に社会的スキルを教え込もうとする傾向が強まる。その結果、子どもの自己効力感が高まらず、外界に対する恐れも解決されることのないまま、仲間集団に服従して自己主張しない傾向、あるいは仲間集団を回避し、孤立する傾向が目立つようになる。仲間集団との相互交流の乏しさは、さらに子どもの心理社会的発達に影響を与え、ひきこもりが長期化・深刻化してゆ

く，といったプロセスが特徴的であるという。

　Child Behavior Check List（CBCL；子どもの行動調査票2～3歳用）[1]では，「ほかの人と目を合わせようとしない」「ひとが話しかけるとき答えない」「子どもたちとうまくやれない」「家の外に出たがらない」「たいした理由がないのに，ふさいでいて元気がない」「活動的な遊びをするのを拒否する」「ひとが愛情を示しても反応しないようである」「ひとにほとんど親しみをあらわさない」「まわりのものにほとんど関心を示さない」「協力的でない」「自分のからにこもって，人とかかわらない」などが引きこもり尺度の質問項目として取り上げられている。この他，「新しいことをやってみるのをこわがる」「いつも手助けを求める」「親と別々になると非常に気が動転する」「はずかしがりや，または臆病である」などの項目からなる依存分離尺度と，「感情が傷つきやすい」「ひどく恐がる，または不安がり過ぎる」「心配性である」などを含む不安神経質尺度の得点を合計したものを内向尺度として算出する（一方，攻撃尺度と注意集中尺度，反抗尺度を合わせて外向尺度として得点化することとなっている）。

　近年，こうした内向的な問題（internalizing problem）や，内向的な問題と外向的な問題（externalizing problem）の併存が将来の精神病理学的リスクとして注目されており，幼児期・学童期においてひきこもりが目立つ子どもたちが適切なソーシャルスキルを獲得し，他者との関係を通して肯定的な自己イメージをもてるような支援の必要性が指摘されている[9]。

Ⅲ　ひきこもりとアタッチメントの障害

　次に，幼児期・学童期にみられるひきこもりの背景要因として，反応性アタッチメント障害にも触れておきたい。DSM-5において反応性アタッチメント（愛着）障害は，養育者に対する，抑制的で，ひきこもった行動様式として定義されている。知的能力障害，自閉スペクトラム症，抑うつ障害などの診断基準を満たさず，子どもの情動欲求が持続的に満たされないようなネグレクトや剥奪体験，主たる養育者が頻回に変更するなど，安

定したアタッチメントの形成を阻害する病理的な養育状況が診断の条件となっている。

　こうしたケースは，自閉スペクトラム症との鑑別が困難であることがよく知られているし，深刻な虐待状況のために一時保護するようなケース，あるいは，虐待の結果，さまざまな問題行動を生じ，そのために児童・思春期精神科に入院するようなレベルのケースでは，しばしばみられる状態像である。安全で安心できる生活環境を整えて経過をみると，かなり速やかに社会性・対人関係が改善し，援助者に自然な交流や助けを求めてくるようになるケースもあり，この場合には養育環境の影響が強かったのであろうと納得がいく。

　一方，いくらかの改善はみられるものの，一方的なコミュニケーション様式や周囲への配慮の乏しさなどが残るケースもある。そして，数カ月単位の入院治療で，さらに改善がみられる場合もあるし，それでもやはり社会性の問題が残存する場合もある。こうした治療・支援経過を経てもなお，それらが生来的な自閉症特性であったのか，虐待の影響による後天的な症状であるのか，その鑑別は不明なままであることも少なくない。しかし，さらに長期に及ぶ根気強い治療・支援によって，数年後には見違えるように成長する子どもたちもいることから，治療者・援助者は，彼らには常に「伸びしろ」があると信じ，丁寧な関わりを継続することが何より大切であろうと思う。

Ⅳ　子どもへの共感的・受容的な関わりを強化するための親への支援

　次に，養育者への支援について考えてみたい。まず，おもに本人の不安や回避傾向を基盤としてひきこもりが長期化しており，養育者の共感的な養育能力を高めることが必要であった事例，次いで，子どもの衝動コントロールを高めることが課題となった事例を示す。

【事例1】

　小学校4年生の男児。3年生からの不登校で，母親の送迎で放課後，保健室に顔を出すのが精一杯で，休日も友だちとの関係を避け家でぼんやり考え込んでいるようなことが多かった。特別な誘因となるような出来事は確認されていなかったが，学年が変わって担任やクラスへの馴染みにくさを感じていたようではある。

　もともと怖がりで泣き虫，神経質なところのある子どもであったため，母親は小さなことにも妥協せず，約束したことは必ず守らせるよう厳しく接してきたという。できないことを厳しく叱責することが多かった一方で，失敗や挫折を体験させないように先回りして対処することも多く，母親から承認されながら，新しいことに取り組むという体験の積み重ねが乏しかったものと思われた。本児の生来的な気質と母親の養育態度との相互関係の中で，人前で失敗して恥ずかしい思いをする，苦手教科の授業で教師に叱られるといった事態を過剰に恐れるような，失敗に対する恐れが強化されていったものと考えられた。

　母親は自身の養育態度の影響が大きいことに気づいてはいるものの，甘やかすと登校できなくなるのではないかという不安が拭えないようであった。援助者は，本児の心理状態を確認しながら，母親の本児への要求水準を下げてもらうこと，たとえ小さなことでも，できたことや取り組もうとした意欲を褒めること，本児の機能水準を下げないように配慮しつつも無理をさせ過ぎないこと，母親がすべて決めるのではなく，いくつかの案を提示して本児に選択させることなどを助言し，母親の新しい試みを承認し，労った。

　その後，母親は，本児の様子を細やかに観察するようになり，毎回の面接では，母親が本児の心情を汲みながら対応できるようになっていることが確認できた。当初は，「天狗になっても困る」と褒めることに抵抗感を抱いていた母親が，自然に本人の頑張りを認め，本人の変化を喜ぶようになっていった。本児の苦手な場面とその対応策を母子で話し合えるようになり，教室に戻る準備が整っていった。

もともと内省的で，助言や面接で話し合われたことを自分なりに工夫して行動に移す力をもった母親であった。家族機能も良好で，両親の連合や世代間境界もしっかりしていた。

【事例2】

小学校4年生の男児。2年生からの不登校が2年に及んでおり，児童精神科外来を受診した。もともと発達の偏りが窺われていた。著しい偏食があったため，給食を全量摂取させようとする指導を契機として不登校となったようであった。この頃より非常に強いかんしゃくを起こすようになり，母親はおもちゃやゲームなどを買い与えること以外には本児を落ち着かせる方法が見出せなくなり，さらに本児の要求がエスカレートするという悪循環が形成されているようであった。

一方，父親は，厳しく接しようとし過ぎて本児との関係づくりに失敗しているようであった。また学校では，いったん登校したからには，給食や終わりの会まで，1日の学校生活を送らせようと強く指導したところ，学校や教師に対する本児の反発や拒否感がさらに強まったようであった。書字の苦手さがあるようで，学習への拒否感も強く，遅れが目立ち始めていた。本児は面接場面でも，援助者や周囲をコントロールしようとする傾向が強く，面接場面での主導権を奪おうとするかのように，激しいかんしゃくを起こした。

治療者と両親は，学校を休んだ日は家で勉強することとし，決められた課題ができた日は，夕食後，両親と一緒にゲームができるというルールを設定した。過剰な欲求に対しては，理屈抜きに，「ダメなものはダメ」とだけ伝え，毅然としてシャットアウトすること，両親で歩調をそろえることを話し合った。また本児には，「まずは見守ってくれるように学校の先生に頼んであげるので，しばらくはきみのペースで頑張ってみなさい」と伝え，当面はこの方針を尊重してもらうように学校に依頼した。このはたらきかけの後，本児は少しずつ学校で長く過ごし，給食を食べてから帰宅するなど，学校に適応するために自分のペースで努力するようになった。

また，衝動が高まったときには拳を握ったりして我慢しようとしている様子がみられるようになり，かんしゃくは急速に軽減した。次第に多くの時間を学校で過ごし，友だちの交友関係を築けるようになってきている。

この事例では，子どもの発達の偏りを基盤としていたものの，両親が子どもの過剰な欲求や操作に巻き込まれずに，はっきりと禁止することを通して，適切な超自我形成を促すこと，あるいは，衝動をコントロールする力を子どもが内在化するための親機能の強化が必要であった。「滋養的・受容的であること」と「禁止すること」という相反的な親機能を整理することが，支援の中心であったと思われる。

V　ひきこもりの長期化に関連する家族背景

青年期のひきこもりが社会問題化し始めた時期，家族療法・家族支援に取り組んでいた臨床家は，家族にみられる柔軟性の乏しさ，あるいは，家族システムや家族のコミュニケーション・パターンに変化が生じにくいことに気づき始めた。たとえば吉川[10]は，ひきこもりケースの家族にみられる特徴として，家族内の緊張を一定の閾値に留めようとする暗黙のルールや，葛藤回避的なコミュニケーション・パターンがあることを指摘した。また筆者は，ひきこもりケースにみられる家族文化とその背景にある家族成員の精神力動に注目し，家族同士がそれぞれの内面に踏み込まないようにしていること，親（多くは母親）は子どもとの分離に対する不安が強く，子どもを抱え込もうとする傾向がみられること，ときには，子どもが自立的な動きを示した局面で，親の喪失感や分離不安，羨望が喚起され，子どもの建設的な行動を抑制しようとする場合があることなどを報告した[3]。

この他にも，家族にみられる柔軟性の乏しさや，家族関係を変化させることの難しさの背景要因として，多くの臨床家が喪失をテーマにした家族神話の影響や，子どもの自立に伴って体験される親の喪失感など，親の側の対象喪失に注目した[2,4,6,7]。

第13章　幼児期・児童期のひきこもりと家族支援

　こうした事例の中には，家族や近しい親戚の自殺といった深刻な喪失体験が関連しているものもある。たとえば，家族・親族の自殺を経験した親が，「無理をさせて子どもを追い詰めると，死に追いやってしまう」といった深刻な不安を抱え，子どもに自立を促すことができない事例もあった。こうした事例において，子どもが希死念慮をほのめかす，あるいは，実際に自傷行為に及ぶようなことがあれば，親の不安は現実のものとなり，事態はさらに硬直化してゆくことになる。

　青年期・成人期事例と比べれば，児童期・思春期のケースでは，こうした支援困難な事例が必ずしも多いわけではない。あるいは，そこまで事例を掘り下げる以前に，何らかの改善がみられることが多いのかもしれない。しかし，不登校やひきこもりという現状と将来，あるいは，子どもの内的体験に対する親の理解，想像，共感が著しく乏しい事例，これまでの子どもとの関係を振り返ってみたり，新たな関わり方を工夫してみるなどの創造性や柔軟性の欠如のために有効な展開を図れないまま，問題が長期化してゆく事例，家族の経済的事情や健康問題などのために，子どもの育ちや年齢相応の社会参加にまで手が回っていない事例，あるいは，家族の精神疾患や慢性疾患のケアの一端を子どもが担っており，そのことが子どもの外出や社会参加を阻んでいる事例，両親の著しい不和のために，協力して現状を変えようとする機能が極端に低い事例などがもあり，こうしたケースでは，積極的な家族支援を要する。

　そして現在，青年期のひきこもり事例の中に自閉スペクトラム症を背景とするものが少なくないことが明らかになってきており，親にも同様の特性がみられる事例があることに多くの援助者が気づき始めている。共感性や想像力の乏しさが生物学的な発達特性として捉えられる場合には，状況の把握や本人へのはたらきかけに関して，かなり具体的な，How to 式の助言が必要になることもある。

　また，児童・思春期精神科医療の現場では，上記のような家族状況，あるいは，さらに虐待的な養育状況なども重なり，不登校・ひきこもりからネット・ゲーム依存，家庭内暴力などのために入院治療に至る児童・思春

期事例も少なくない。こうしたケースでは、不本意な入院を受け容れ難いものと感じている子どもとの間で治療・援助関係を形成することから始まり、病棟内の対人関係に焦点を当て、適応的な対人関係スキルを身に付けること、学校への再適応を図ることなどに加えて、家族への養育指導や家族関係の調整が必須の治療・支援課題となり、入院治療が長期化することもある。

VI グループやアウトリーチを活用した親支援

1．家族教室の活用について

次に、個別の相談面接と並行して、家族教室の活用を契機に展開が生じた事例を示す。

【事例3】

16歳の男児。中学1年生から不登校となり、高校受験をせず、ひきこもりが長期化していた。人目を避けて外出しなくなり、その後は家族との接触も避け、食事も別室で摂っていた。このままではいけないという思いはあるようで、通信制高校の見学や母親に付き添いを要求して外出することを試みていたが、不安感や焦りが高じると、「どうせできない」「生きていても仕方ない」と訴え、自分に代わって今後の進路などについて考えるよう母親に強要し、暴力を振るうようになった。

母親は物静かで控えめな人。骨折するほどの暴力を受けたり、子どもの自傷行為を止めようとして怪我を負うこともあったため、援助者は、本人の言いなりにならず、不機嫌になってきたときにはその場を離れる、父親や第三者に助けを求めるなどを助言したが、母親は「自分の対応が悪いから」「子どもが可哀相だから」と、ひたすら耐えていた。

本人が17歳を迎えた時期、青年期の子どもをもつ家族教室に初めて母親が参加した。より年長の子どもを抱えている他の家族の姿や、根気よくはたらきかけを続けたことで、子どもとの間で今後のことについて話し合

える関係が築けるようになり，ようやく子ども自身が来談するようになったという経験談に触発されたようであった。「うちの子どもが一番若いのに，ひきこもりの期間は一番長い」「もっと早く対応していれば良かった」という感想や，服従的な姿勢を考え直し，今後のことを本人と話し合うために，より積極的にはたらきかける必要性を実感したことを語った。

2．アウトリーチについて

本人の精神病理が重い，あるいは家族機能の低さのために本人に的確なはたらきかけができないなど，来所型の家族支援だけでは進展が望めない事例もある。また，本人から家族への暴力が続いている，現実検討能力の低下している本人を医療機関につなげる必要性がある場合などは，より積極的な支援方法として訪問が有効な場合がある。訪問によって展開が図られた事例を示す。

【事例4】

小学校6年生の女児。友だちから無視されたことを契機に，4年生から不登校が続いていた。小学校の低学年の頃から，学校場面では緘黙状態であった。

子どもの不登校相談を目的に母親が来談したが，面接では，夫のアルコール問題や夫婦の不和，自身の不幸な生育歴などを話し続けることに終始した。母親はアルコール問題のある家庭に育ったという。飲酒する父親や夫への不満は，「飲酒する人すべて」に拡大し，以前の相談先では，担当者が飲酒することを知ったことで相談を中断してしまったようであった。その他にも何カ所かの相談を中断しており，安定した相談関係を築くことが難しいようであった。

母親は自身の不幸な体験を強力に子どもに投影していた。自身と子どもとの間にあるべき心理的な境界は極めて曖昧で，子どもの体験や考えを客観的に検討することはできない状態であった。援助者は，相談や助言を通して母親に子どもへの関わり方を考えてもらう，あるいは母親との相談面

接から本児への来談へつなげていくような展開は望めないと判断し，まずは父親の来談を提案してみた。母親は，援助者が父親にアルコール問題について指導してくれることを期待して，これに同意した。父親とは別の援助者が会い，本児に対する今後の方針などを話し合った。直接，父親に会うといった具体的な行動を示すことで，初めて母親は援助者に対する信頼感をもてたようであった。また，本児は学校の担任が自宅を訪問することを拒否していないという情報もあったため，援助者が自宅を訪問することを提案してみると，母親も積極的に同意した。

　月1～2回のペースで計8回の訪問を実施した。直接会うことはできなかったが，本児は訪問者をかなり意識しており，自室で援助者と母親との会話を聴いているようであった。次第に，訪問の日に合わせて手づくりの菓子や手紙を用意してくれるようになり，母親との間では援助者のことをあだ名で呼び始めるなど，母親や自分を支援してくれる身近な存在と感じ始めたようであった。この時期，頭痛や不眠のことを相談するために医療機関を受診する，適応指導教室に登校してみるなど，少しずつ動きが生じ始めた。

　小学校の卒業を控え，進学や将来のことを相談したいと希望し，母親に伴われて来談した。母親の横で，本児も父親の飲酒問題について話したり，母がいない場面では緊張して反応が乏しくなるなど，心理的自立という面でも，あるいは実際の生活場面においても，母親からの分離が難しいようであったが，中学校への進学を契機に，ようやく保健室登校を開始できるようになった。

　本人に会えないまま継続する訪問でも，何らかの効果がみられる場合がある。筆者らは，『ひきこもりの評価・支援に関するガイドライン』の作成にあたって，10～20歳のひきこもり事例に対する保健・福祉領域の訪問活動について調査し，本人が医療・相談機関につながる，家庭内暴力が収まるなど，約4割に改善がみられたことを報告した[5]。また，上記の事例では，父親の来談を促す，来所型の相談を自宅への訪問に切り替えると

いった相談・支援構造の変更が相談関係の安定につながったものと思われるが，訪問という活動は，親の万能的な期待や退行的な依存性を強化する可能性を常に孕んでいる．ひきこもり事例に対する訪問については，これまで以上に積極的に，しかし慎重に検討される必要があるように思う（第14章を参照）．

文　献

1）Achenbach T, Edelbrock C（1983）Manual for the Child Behavior Checklist and Behavior Profile. Univ Vermont/Dept Psychiatry.
2）狩野力八郎（2001）システム家族論からみた家族と精神分析からみた家族：おもに三者関係をめぐって．（近藤直司編著）ひきこもりケースの家族支援，pp.41-50, 金剛出版．
3）近藤直司（2000）ひきこもりケースの家族特性とひきこもり文化．（狩野力八郎，近藤直司編）青年のひきこもり，pp.135-142, 岩崎学術出版社．
4）近藤直司（2001）ひきこもりケースにおける家族状況の分類と援助方針．（近藤直司編著）ひきこもりケースの家族支援，pp.53-65, 金剛出版．
5）近藤直司，境泉洋，石川信一，他（2008）地域精神保健・児童福祉領域におけるひきこもりケースへの訪問支援．精神神経学雑誌，110(7); 536-545.
6）皆川邦直（2001）固有の思春期までに発症する「ひきこもり」の精神病理と治療：親ガイダンスの重要性を中心に．（近藤直司編著）ひきこもりケースの家族支援，pp.164-172, 金剛出版．
7）楢林理一郎（2000）「ひきこもり」を抱える家族への援助．（狩野力八郎，近藤直司編）青年のひきこもり．pp.151-160, 岩崎学術出版社．
8）Rubin KH, Asendorpf JB（1993）Social Withdrawal, Inhibition, And Shyness in Childhood. Lawrence Erlbaum.
9）Rubin KH, Coplan RJ（2010）The Development of Shyness and Social Withdrawal. Guilford Press.（小野善郎訳（2013）子どもの社会的ひきこもりとシャイネスの発達心理学．明石書店）
10）吉川悟（2000）ひきこもりへの家族療法的アプローチ．家族療法研究，17; 95-99.

第14章　ひきこもりケースに対するアウトリーチ

I　訪問に関する論点

　ひきこもり状態の子どもや若者にアプローチするために，都道府県・政令指定都市の児童相談所や保健所，市区町村の子ども家庭支援センターなど，福祉・保健分野の公的支援機関，学校や教育分野の相談機関，あるいは民間の支援団体などが，自宅への訪問活動を実践している。
　ひきこもりケースにおいては，本人が外出することや相談・治療場面に出向くことが難しい場合，相談・受診の必要性を感じつつも一歩を踏み出せない場合，あるいは治療・援助に対する本人の動機づけが稀薄で，支援関係を形成することが当面の課題となるような場合などにおいて，援助者側から一歩踏み込んだはたらきかけが必要なことがある。また，家族への相談面接や心理教育的アプローチなどを継続していても，本人と家族との関係性や本人の生活状況には何らの変化も生じないケースや，本人から家族への暴力が続いているケースに対しても，より積極的な支援手段として，自宅へのアウトリーチが検討される機会は少なくない。
　ただし，不用意な訪問が，かえってひきこもりを強化させてしまうかもしれないし，とりあえず本人が訪問には応じたものの，訪問者が帰った後で家族に激しい怒りを向けたり，暴力に及ぶようなケースもある。極めて稀なことではあろうが，ひきこもる本人が訪問者に危害を加える可能性もあり，アウトリーチという支援手段は，方法を誤れば，本人，家族，援助者のいずれにとっても弊害・危険を伴う行為になり得る。また，自宅を訪

問するという活動は，来談型の相談・面接よりも援助者が感じるプレッシャーが大きいこと，本人や家族が心理的に退行しやすいことなどの特徴があり，そのことが有効な支援を難しくさせ，問題を複雑化させる場合があることも指摘されてきた。

　福祉・保健分野においてアウトリーチは極めて日常的な活動であると同時に，多くの援助者が上記のような難しさを感じてきたのだが，意外にも福祉・保健分野においてアウトリーチの方法論が本格的に検討される機会はそれほど多くはなかった。一方，教育分野では1970年代から教育相談や学校保健活動などの一環として，不登校事例を対象にした訪問に関して多くの実践報告や議論があったので，まず，これらを振り返ってみたい。

Ⅱ　教育分野における議論と施策

　教育分野において実践されてきた訪問の内容はかなり多様である。自宅への訪問による本人・家族との面接の他，学習指導を中心とした家庭教師的な訪問活動，子どもと一緒に外出し，釣りや写生などの活動をともにするようないわゆるフィールド・セラピー，あるいはカウンセリングと遊戯療法の両方を取り入れた中間的な手法など，さまざまな活動・実践が報告され，こうした訪問活動の是非やその方法論について議論が重ねられてきた[6,9]。

　たとえば，訪問に慎重な立場をとる臨床家からは，自室に押し入り，やみくもに登校を迫るなど，子どもと家族への配慮を欠いた強引で不適切な訪問が行われている実態が指摘され，そのような訪問が子どもにとって著しく迫害的な体験となり，結果としてひきこもりを強めてしまったり，暴力を誘発させてしまうなど，非治療的・倫理的な問題点が強調されてきた。

　心理療法の立場からは，教育分野で実践されている訪問活動に治療構造の概念が欠如しているという批判も多かったようである。治療構造を遵守するという認識の乏しさ故に，クライアントの精神病理や治療・支援関係についての慎重な検討を欠いたまま安易に治療構造が変更されることに

よって，クライアントの心理的な退行や治療・支援関係の混乱を生じさせる危険性があること，あるいはそれまでの治療者・援助者の役割を大きく逸脱してしまうような「行き当たりばったり」「何でもあり」の臨床実践からは，その治療過程・治療機序について有効な検証ができないことなどが批判の対象となった。

こうした構造をめぐる議論を踏まえ長坂[6, 7]は，訪問面接は週に1回1時間，場所は子どもの家の特定の場所，面接内容は言語によるカウンセリングを原則とし，この原則で面接ができない事例に対しては少しずつ構造を緩やかにすると同時に，何がそうさせているのかを検討することが重要であると指摘している。また，小学生など対象年齢が低いほど遊び的な要素が強まり，一定の構造や契約事項を確認・設定しにくいこと，自宅や自室という守られた日常空間にいる子どもには退行が起きやすいことと同時に，守りが薄く不安や緊張，ゆとりのなさを体験しているセラピストは子どもや家族に過剰なサービスをしやすいことなど，構造論的な観点から訪問の特異性を指摘している。

岩倉[1]も，基本的な面接構造の維持を重視する立場から，訪問カウンセラーとの関係が深まりカウンセラーへの期待や依存が高まってくる時期，あるいは子どもが設定した構造以上の関わりを求めてくる時期に，友だちや他の援助者につなげることで対人関係の拡大を図るような仲介的・ケースワーク的な役割が重要であることを強調している。

以上のような検討を踏まえて田嶌[9]は，①本人と非侵入的な（脅かさない）つながりを創り，支えること，②本人の周囲との関係と活動を広げること，③本人の主体的自助努力を引き出し，試行錯誤を通してその精度をあげるための援助を行うこと，といった訪問の基本方針と想定される支援の展開を示している。また，その過程で重視される事柄として，本人の反応を見ながら援助者がどういう対象として映っているのかを吟味し，それによって関わりの頻度や接し方を変える必要があること，「嫌がることを無理に押し付けたり，聴き出そうとしたりはしない」と保証すること，逃げ場を作りつつ関わり続けるために，訪問者には「節度ある押しつけが

ましさ」が必要であることなど，子どもや親に対する配慮の他，自らが訪問者となる場合や担当教師へのコンサルタント役を担う場合など，学校現場で想定されるさまざまな設定が紹介されている。

現在，文部科学省[5]は，家庭への訪問等を通じた児童生徒や家庭への適切なはたらきかけとして，「不登校児童生徒が学校外の施設に通う場合や家庭にいる場合であっても，学校は当該児童生徒が自らの学級・学校の在籍児童生徒であることを自覚し，関わりをもち続けるよう努めるべきであること。学級担任等の教職員が児童生徒の状況に応じて家庭への訪問を行うこと等を通じて，その生活や学習の状況を把握し，児童生徒本人やその保護者が必要としている支援をすることは大切である」という見解を示している。また，スクーリング・サポート・ネットワーク整備事業（SSN）において，「ひきこもりがちな不登校児童生徒やその保護者に対応するため訪問指導員を指定地域に配置し，効果的な訪問指導の在り方について調査研究を行い，地域ぐるみのサポートシステムを整備する」という方針を示しており，不登校・ひきこもりケースに対する訪問の方法論については，今後さらに検討が深まることに期待したい。

Ⅲ　民間の訪問カウンセリング活動について

不登校・ひきこもりに至ったケースの中には，教師らの関わりを頑なに拒否する子どもがいる。また，不登校のまま中学校を卒業する，進路の決まらないまま高校を中退するなどして，学籍のない事例や公的支援が充分に行き届かない現状を踏まえ，早くから家族相談や自宅への訪問に取り組んできた民間支援団体がある。

民間支援活動の重要なメリットの一つは，保健・福祉分野の専門職や医師のような肩書きをもたないことが，支援の導入期においてクライアントの抵抗感や緊張感を和らげること，「病人扱いされる」といった被害感を抱かせることなく本人にアプローチできることであろう。また，良くも悪くも均質性の高い公的支援と比較して，それぞれの得意分野を活かし，さ

まざまな発想に基づいた，ユニークできめの細かい支援が展開できることも大きな強みであろうと思われる。

　一方，デ・メリットとしては，入院治療などのハードな介入を要する事例に出会ったときに医療機関などのバックアップ・システムが乏しいこと，支援対象や活動内容，活動実績などに関する情報源が各々の広報活動に限定されているため，活動の実態が周囲から見えにくいことなどが挙げられようか。また，民間支援団体の立場で実施される訪問には法的根拠や倫理基準がないこと，守秘義務についても極めて慎重な配慮が必要であることも指摘されている[10]。

　今後，ひきこもり問題に対する包括的な体制整備において，民間団体による支援活動の充実が必須であることは明らかであり，福祉保健分野の公的相談機関や医療機関が，もっと積極的に民間支援活動との連携を図ることができるような状況を整えることが必要である。また，良心的で優れた支援活動が展開されている一方で，一部には人権上の問題が問われるような強引な侵入的行為，あるいは入所施設における暴行事件や死亡事件なども報じられており，個々の支援活動の質や透明性がこれまで以上に厳しく問われていくことになろう。そのためには，どのような団体が，どのような対象者に，どのような支援活動を実践しているのか，その結果どのような成果がみられ，どのような課題がみえてきたのか，あるいは，公的支援や医療機関との間でどのような連携を図り，その過程で民間支援団体はどのような役割を担ったのかなど，それぞれの実践を報告・議論できる場が必要であるように思われる。

Ⅳ　地域保健活動や児童福祉分野における訪問

　次に，精神保健福祉や地域保健分野，児童福祉分野など，保健・福祉領域の公的相談機関で実践されている訪問についてみていきたい。

　厚生省[3]は，精神保健福祉業務の一環として行われる訪問指導について，「①本人の状況，家庭環境，社会環境等の実情を把握し，これらに適応し

た相談指導を行う。訪問指導は，原則として本人，家族に対する十分な説明と同意の下に行うが，危機介入的な訪問など所長等が必要と認めた場合にも行うことができる。②訪問指導は，医療の継続または受診についての相談援助や勧奨のほか，生活指導，職業に関する指導等の社会復帰援助や生活支援，家庭内暴力やいわゆるひきこもりの相談その他の家族が抱える問題等についての相談指導を行う」としている。しかし，どのようなケースに，どのようなタイミングで，どのような訪問をすべきなのか，といった詳細な方法論については本格的な検討が乏しかったことは上記のとおりである。

　私たちは，全国の保健所，福祉事務所，保健福祉事務所，児童相談所など，精神保健福祉・児童福祉分野の公的相談機関を対象に，思春期のひきこもり事例，特に家庭内暴力を伴う事例に対する訪問支援について質問紙による聞き取り調査を実施し，保健師，児童福祉司，精神保健福祉士などによって実施されている訪問事例を把握した[2]。以下，その概要を紹介する。

1．福祉・保健分野の訪問活動の実際

　訪問の目的や進め方を尋ねた設問に対しては，話題を選びながら慎重に本人との支援関係を形成する，本人が訪問者に会うことを拒否する場合には本人宛に手紙を置いて帰るなどのほか，受診・入院勧奨を目的としたもの，医師の同行による診察や心理検査を実施するためなど，多様な訪問が実施されている実状が明らかになった。

　また訪問に際して，訪問担当者は本人の生活の様子やこれまでの受診・相談歴，発達歴，精神疾患の有無など，多岐にわたる情報をできる限り詳細に収集しようとしていることが窺われた。訪問の目的や方法は，暴力行為の有無や緊急性の程度，精神科薬物療法の有効性が期待できるかどうか，あるいは本人の現実検討能力や家族機能など，多くの条件によって判断されており，保健・福祉分野の専門職はこれらの情報を評価・検討することによって，あるいは精神科嘱託医やかかりつけ医療機関の主治医の意見などを参考にしながら介入の方針を決定しているものと考えられた。このう

ち，約半数の訪問者が本人の趣味に関する情報を収集しており，本人との間で円滑に援助関係を形成するための工夫の一つと考えられた。

訪問の準備に関しては，来談者以外の家族成員からも了解をとってから訪問を実施しているという回答も多かった。援助者は訪問の是非や支援の方向性をめぐって対立している家族の意見調整や，問題の解決に向けて家族が積極的に取り組むようにはたらきかけるなど，本人にアプローチする以前に家族支援・家族調整を要するケースに多く出会っているものと考えられた。

個々のケースについての記載を見ていくと，訪問を開始後すぐに本人との面接に至り，数週間から数カ月で本人が家業の手伝いを始めたり，相談支援機関や医療機関につながったものから，趣味の話題には応じるものの，外出することについては強く拒否し，3年間で40回以上の訪問を続けた結果，ようやく本人が通所型の相談支援や医療機関の受診につながったもの，あるいは訪問の実施について家族全員の同意が成立しない，訪問を実施・継続することに対して家族の協力が得られないなどの理由から，相談・支援自体が中断に終わったもの，3〜4年という長期にわたる経過の中で40〜50回に及ぶ訪問を続けてきたものの，結果的に本人とはほとんど対話ができず，生活状態には何らの変化も生じていないといった事例もあった。ひきこもる本人へのアプローチに関して非侵襲的な援助姿勢の重要性をとくに強調する立場もあるが，それだけでは有効な介入の機会を逸するリスクがあることも念頭に置いておかなければならない。

2．暴力を伴う事例について

次に，暴力を伴うひきこもりケースに対する訪問の有効性について述べておきたい。暴力のみられるケースでは初回訪問で本人に会えない場合が多いものの，訪問によって暴力行為が軽減・消失し，本人の生活機能水準が改善する傾向がみられた。

暴力行為が改善したケースはおおむね二つに分類された。一つは，第三者による介入それ自体が，家族への暴力の解消に役立ったと思われるケー

スである。これらは，外部システムとの交流に乏しく，密室化した家族状況，あるいは本人と母親との密着した葛藤関係など，思春期のひきこもり・家庭内暴力ケースに特有の家族状況に変化が生じるきっかけとなった可能性がある。もう一つは，精神科医療機関や警察などと事前協議の機会をもち，外来受診や入院治療につなげることを目的に，病院職員や警察官などに同行を求めていたケースである。

V　標準的な訪問の指針

　上記の実態把握や有効性が確認された訪問に関する検討などを経て，新村ら[8]が素行障害を対象とした診断と治療のガイドラインにおいて訪問に関する章の執筆を担当している。また，『ひきこもりの評価・支援に関するガイドライン』[4]においても，これを一部改訂した訪問の指針が示されているので，現時点において標準的とされる訪問支援の進め方として，これらを参照していただきたい。

　これらのガイドラインでは，訪問を要する，あるいは訪問を選択する状況として，以下の4点が示されている。

①当事者の心身の状態が悪化し，あるいは不安定となり，生じている事態の正確な評価，自他の生命の危険性（自傷他害を含む），安全性の検討が必要とされるとき。

②当事者に精神医学的な観点から見た病的なエピソードがあり，受療の必要性についての判断や精神医学的な判断が，家族や関係機関から求められるとき。

③家族自身が重大な健康問題を抱えている，または家族機能不全を起こしており，支援者が直接当事者に会って，状況確認や支援方針を見定める必要性が高いと判断したとき。

④家族や関係機関との相談を継続していくなかで，支援者が訪問することを当事者が納得する，あるいは希望するとき。

　実際の活動においては，まずは来談した家族を対象とした相談支援を試

み，訪問を選択・実施するのは家族を対象とした通所型の支援が有効に展開しないとき，あるいは家族相談の経過において本人の心理状態や家族との関係性に変化が生じ，訪問に同意するようになったときが多い。またガイドラインでは，訪問の前に充分な準備が必要であることがとくに強調されている。初回から訪問を希望する家族もいるが，こうした場合，来談している家族は，訪問すればすべてが解決するかのような万能的な期待を抱いていることが少なくないし，いざ訪問してみれば来談者以外の家族全員が訪問を希望しておらず，家族以外の他者が介入することを拒んでいる場合もあり，安易な訪問が家族全体の関係性を悪化させることもある。

　ひきこもりという問題の性質上，訪問という支援方法は行政職や一般市民にもわかりやすいし，「訪問すなわち親切・丁寧な行政サービス」という発想に至りやすい。しかし，国レベルの施策として，これまでいくつもの訪問活動が事業化されてきたものの，地方自治体レベルで継続的に実施されている事業は，ほとんどなかったように思う。また，訪問は長い支援過程のある一時期に必要な支援活動であり，問題を一気に解決するような万能的な手段にはなり得ない。ひきこもりケースに対する訪問活動が有効性を発揮するためには，訪問を実施できるようになるまでの経過が必要であり，訪問によって生じた変化をそれ以後の支援に結び付けてゆく根気強い展望が必要不可欠である。

文　献

1）岩倉　拓（2003）スクールカウンセラーの訪問相談．心理臨床学研究，20(6)；568-579．
2）近藤直司，境　泉洋，石川信一，他（2008）地域精神保健・児童福祉領域におけるひきこもりケースへの訪問支援．精神神経学雑誌，110(7)；536-545．
3）厚生省（2000）厚生省大臣官房障害保健福祉課部長通知「保健所及び市町村における精神保健福祉業務について」．
4）厚生労働省（2010）ひきこもりの評価・支援に関するガイドライン．http://www.mhlw.go.jp/stf/houdou/2r98520000006i6f.html
5）文部科学省（2003）文部科学省初等中等教育局長通知「不登校への対応の在り方について」．http://www.mext.go.jp/b_menu/hakusho/nc/t20030516001/t20030516001.html

6）長坂正文（1997）登校拒否への訪問面接．心理臨床学研究，15(3); 237-248.
7）長坂正文（2006）不登校への訪問面接の構造に関する検討．心理臨床学研究，23(6); 660-670.
8）新村順子, 田上美千佳, 近藤直司(2013)地域保健機関による訪問支援．（齊藤万比古編）素行障害 診断と治療のガイドライン．金剛出版．
9）田嶌誠一（2001）不登校・引きこもり生徒への家庭訪問の実際と留意点．臨床心理学，1(2); 202-214.
10）渡辺 健（2004）訪問カウンセラーの心理．現代のエスプリ 445，訪問カウンセリング．至文堂．

第15章 困難な家族状況と危機状況における支援

I 暴力を伴うケースに対する支援

家族への暴力が問題になるケースについて述べる。まず，家族相談によって危機的状況を回避することができた事例を紹介する。

【事例】

中学2年から不登校となり，4年に及ぶ社会的ひきこもりが続いていた18歳の男性。「通行人がぼくのことを笑った」などと被害的になりやすい。また，外出しようとすると不安になり，パニック発作が出現することもあるため，閉居に近い状態であった。

1）発達歴と初回相談までの経緯

乳幼児期の発達には目立った遅れや偏りを疑わせる所見はない。保育園では内向的でおとなしかったが，登園を渋ることはなかった。就学後も問題なく過ごしていたが，高学年になると，杓子定規な言動で周囲から浮いてしまうようになり，担任から，「冗談の通じないところがあるので，友だちとトラブルになってしまう」と指摘されたことがある。両親は，内向的で頑固な性格と捉えていたという。

中学2年のときに不登校となった。この時期，本人は不登校の理由を話そうとしなかったが，ずいぶん後になって，激しいいじめやからかいがあったことを語っていたという。この頃から，通行人が自分を見て笑ったような気がするといって外出先から逃げ帰ってきたり，強い不安感やパニック

発作のため外出を渋り，閉居するようになった。常にイライラして落ち着きがなくなり，母親に暴言を吐くようになった。ゲームソフトやコミックなどを買ってくるように要求し，母親がすぐに応じなかったり，本人の要求と違うものを買って来たときには，母親の胸や顔を拳で殴るようになった。また，母親の衣類を破ったり，動物の死体を家の中に持ち込んで台所に放置するなど，ひどい嫌がらせが続くようになった。

　不登校で進路も決まらないまま中学を卒業。16歳になると，大型バイクの免許をとりたいと要求し始めた。母親に送迎させて教習所に通い始めたが，他の教習生の視線が気になり，すぐに通えなくなった。本人は，母親が送迎の時間を間違えたために，その後から教習所に行きにくくなってしまったと，一方的に母親を責め立てた。その後は，免許がなくても大型バイクを購入するように要求し，母親一人を台所に軟禁し，包丁で脅したりするようになった。

　父親にはアルコールの問題があった。泥酔すると荒い口調でまくしたてたり，家族を怒鳴りつけたりするため，本人は子どもの頃から父親を恐れていたが，ひきこもったまま何もしようとしないことを批判されたり，激しく罵倒されるようになってからは，父親に対しても次第にイライラした様子を示すようになったため，母親は以前にもまして本人を一人で抱え込み，夫と本人との関係を取りもつ仲介役として神経を使うようになった。ある晩，本人が車庫にあった鉄パイプを持ち出し，泥酔している父親に殴りかかるという出来事があった。父親は泥酔していたため，その出来事を記憶しておらず，母親も知らせていなかった。しかし，それまでは何とか家族の中だけで収めようとしてきた母親も，このエピソードを契機に相談先を求めるようになり，地元の警察から紹介されて相談機関につながった。

2）家族相談の経過

　最初の数回は母親だけで来談した。相談担当者は，軟禁状態にされそうなときや脅されそうなときは家の外に逃げること，夫に助けを求めること，警察を呼ぶことなどを勧めてみたが，母親はなかなか実行しようとはしなかった。実行できない理由を詳細に聴いていくと，自分が外に出ている間

に夫と本人との間で激しい暴力沙汰が起きるのではないかという不安や，世間体もあり，自分一人の判断で警察に介入を求めることはできないと感じていることなどを述べた。

担当者は再三にわたって夫にも相談に加わってもらうことを勧め，ようやく夫婦で来談するようになった。父親は緊張の強い人であったが，少しずつ，「妻が子どもを甘やかし過ぎている」など，自分の考えを話せるようになった。担当者は父親の考えに同意し，母親が一人で子どもを抱え込まずに，もっと父親の力を借りるべきであると伝え，母親が子どもに脅されたり，軟禁されそうなときには夫に助けを求めるか，あるいは実家に逃げること，警察への通報については父親の判断に委ねることを提案した。その上で，「奥様はご主人の晩酌中に騒ぎが起こったときに，誰に助けを求めたらよいか不安なようですね」と伝えると，父親は自ら，当分の間は晩酌を控えることを申し出た。

これ以後，バイクの購入を迫ったり，脅したりする本人に対して母親は，「お父さんに相談して」と伝えたり，父親に間に入ってほしいと頼むようになった。父親が不在のときには実家に逃げることもあり，このときは，暴力を振るわないことを本人に約束させた上で母親が戻る，ということを試みた。両親の結束が固くなり，数年ぶりに二人だけで外出したりするようにもなった。また母親は，この時期になって初めて，本人に相談機関の利用を勧められるようになった。こうした変化と同時に，本人は母親にまったく寄りつかなくなり，母親への暴力も消失した。両親との意思の疎通はすべて祖母を介して伝えられるようになり，こうした家族関係はその後3年以上続いた。

3）本人が来談してから

その後も母親は，ひきこもる子どもを抱える家族をサポートするために親の会や家族教室に参加していた。本人は相変わらずひきこもった生活を送り，できるだけ両親と顔を合わせないように生活していたが，ようやく3年目くらいから少しずつ言葉を交わすようになった。本人が，「自分も相談に行ってみようと思う」と母親に申し出たのは22歳，初回相談から

4年が経過していた。何度か面接の予約をしたが，直前になるとキャンセルすることが続き，さらに1年が経過した。

5回目の予約で，ようやく本人が来談することができた。緊張が強い様子ではあったが，比較的スムースにやりとりすることができ，本人は就労して自立したいという希望を述べた。相談担当者は，本人が語る就労までのプロセスについて現実感や具体性に欠ける印象を抱いたが，早急に現実検討を迫ることを控え，生活の様子や趣味のことなど，本人の話しやすそうな内容に耳を傾けることを心がけた。会話では誤った解釈や勘違いが多いように思われた。また，ある種の健康法や占い，食事や栄養管理など，偏った興味に固執する傾向が目立った。

数回目の面接で知能検査WAIS-Rを実施した。FIQ90，VIQ80，PIQ93で，言語性課題では「理解」，動作性課題では「絵画配列」に落ち込みがみられた。発達特性や現病歴と併せて評価し，自閉スペクトラム症の特性を基盤として，いじめや仲間集団への適応困難から生じた恐怖症性不安障害のために不登校状態となった後，周囲への被害感や恨みの感情，あるいは退行的な依存性や支配性が母親に向けられてきたものと考えられた。また，父親のアルコール問題と，協調して子どもに対応できない両親間の問題が，母親への退行的な依存性・支配性をさらに強めたものと考えられた。また本人が語った内容から，外出先などで不安なことがあったときなどは，小・中学校時代に受けたいじめ体験がフラッシュバックすることによって，暴力に及ぶことがあることもわかってきた。

継続的な個別面接に導入したが，当初は来談する前日に不安が高まり，落ち着かなくなることがあった。2カ月目からは，ひきこもり状態の青年を対象としたSSTグループにも参加するようになり，この頃から自宅でも穏やかに過ごせるようになったが，社会性の障害や特定の事柄への固執などのため，すぐに一般就労を検討することは難しいように思われた。個別相談とSSTグループを利用しながら，障害者職業センターや職業訓練施設などへと生活範囲の拡大を試みているが，見知らぬ場面に参加するときに強い不安・緊張感が生じ，現在の生活を変えることへの抵抗感も強かっ

た。この時期になって，本人も医療機関への受診に同意するようになり，抗うつ薬や抗不安薬などの薬物療法も始まった。

4）考察

この事例では，母親を暴力で支配しようとする子どもに対して，協力して対処できるような両親サブシステムの機能を強化し，両親と本人との世代間境界の明確化を図ることで，危機状況を回避することができた。こうした状況への危機介入の手段として，非自発的入院や外来受診を考える援助者も多いと思われるが，本人の動機づけがないときには，単なる無理強いと受け取られやすいし，入院の体験が，家族や医療関係者，周囲に対する恨みや怒りを募らせる場合もあり，受診・入院によって，かえって事態が悪化するケースもある。

その後，本人が両親との一切の交流を拒絶するようになってしまったため，3年ほどを要して，ようやく本人の来談に至った。この間，何度か自宅への訪問も検討したが，他者との交流を避ける傾向が極めて強く，訪問しても本人には会えないと思われた。また，訪問して自宅で両親と面接するという選択肢もあったが，本人が交流を遮断している両親と援助者との親密さが伝わるだけで，本人と援助者との関係づくりには役立たないと思われたため，実施しなかった。

本人の精神医学的診断は，自閉スペクトラム症と社会恐怖の併存と考えられるが，強迫性障害や妄想性障害の診断基準を満たす時期もあったと思われる。当初は援助者との関係も不安定で，予約の前日から落ち着かなくなったり，相談の中断が危惧される局面もあったが，できるだけ本人のペースや関心事に合わせるような関わり方を工夫した結果，少しずつ安定した関係を築くことができた。生活範囲の拡大や新しい活動への参加に際して強い不安・緊張が生じることを本人も実感するようになり，薬物療法を目的に精神科医療機関にもつながった。

II　家庭内暴力や巻き込み型の強迫症状を示す児童・思春期事例の入院治療

　不登校やひきこもりに伴って母親に執拗な要求を繰り返したり，暴力に及ぶようなケースがある。こうしたケースでは，年齢相応の社会参加に失敗した結果，子どもは情緒不安定でイライラしやすく，ゲームやネットへの依存傾向が生じやすい。男児と母親との密着関係や，父親の一方的な叱責などによって，子どもがさらに退行し，家族全体が混乱している場合には，これらを一旦リセットするような介入方法として入院治療を選択することがある。
　こうした状況が，本人の発達障害を基盤とし，さらに学校や家族などの環境要因が絡み合って問題が形成されている場合，以下のような項目が入院治療の課題となる。

・問題認識と治療目標の共有
・病棟内の対人関係を活用し，対人スキルの向上と集団への適応を高めること
・対人トラブルに対する適切な対処行動の習得
・院内学級の活用などを通して，学校生活への再適応を図ること
・家族ガイダンスと家族関係の調整

　いずれの課題も，本人にとって達成可能な目標を共有し，励まし，努力したことを称賛するような関わりを根気よく継続することになる。また，家族関係の調整はほとんどのケースで必須であり，それなしには，退院後すぐに同じ問題が再燃し，再入院に至ることも少なくない。

III　さらに支援が難しい青年期・成人期ケース

　上記の事例は，家族が援助者の助言を受け容れ，それまでの対応を変え

ることができるだけの機能をもっていたことが，効果的な支援につながったものと思われるし，その次に述べた児童・思春期ケースの入院治療では，子どもたちの可塑性が大きな強みになる。しかし，以下のような状況が重なり合っているような青年期・成人期ケースでは，さらに有効な支援が難しくなる。

・年齢相応の社会参加に失敗し，顕著なひきこもりが生じている
・こだわりが強く，思い通りにならないことに対する耐性が低い（のちに自閉スペクトラム症と診断されることもある）
・易怒性・衝動性が高い
・共感性が乏しく，他罰的である
・自分の暴力を正当化する
・母子家庭，または父親の心理的不在による母子の密着
・本人に対する家族の態度や対応，あるいは家族関係を変化させることが難しい
・家族の高齢化
・家族の不決断

　精神保健福祉領域の相談機関では，子どものひきこもりや暴力などを理由に家族だけが来談するケースがあり，自閉スペクトラム症を背景とするケースが介入の困難な状況に陥っていることがある。典型的なケースは以下のようなものである。
　本人には顕著なひきこもりとこだわりの強さに加え，思い通りにならないことに対する耐性の低さや，些細なことに激怒しておもに母親に激しい暴力を振るい，暴力の正当性を主張して譲らないといった特徴が目立つ。家族状況は母子家庭または父親の心理的不在が典型的で，否応なく母子の密着が強まっている。もともとの家族機能に加え，長年，暴力や恫喝に晒されてきたこともあって家族の問題解決能力は低く，相談場面で話し合った方針を実行に移し，一貫して継続することができない。また，重要な決

断ができず，家族の同意のもとに入院治療への導入などを段取りしても直前になってキャンセルしたりする。

　極めて稀なこととはいえ，本人が両親や兄弟を殺害する，あるいは母親への慢性的な暴力に耐えかねた父親が本人を殺害するといった事件に至る場合もあり，危機介入の方法と同時に，こうした状況に至る以前の児童・思春期支援のあり方について本格的な検討が必要である。

　こうしたケースに対しても，精神科入院治療によって状況を打開しようと考えることがある。入院治療では，薬物療法による精神症状の軽減だけでなく，児童・思春期ケースと同様に，スタッフや他患との交流を治療的に捉えること，これまでの生活パターンの建て直しや退院後の社会参加について話し合うこと，あるいは，家族関係の再調整などに加え，発達障害圏のケースの場合には，特有の問題行動や，本人が家族に押し付けているルールの見直しや仕切り直しを図ることが必要となることもある。

　ただし，入院治療の短期化が重要な課題となっている医療状況において，上記のような治療を病院に期待することは簡単ではない。地域の援助者は，有効な入院治療を展開できる医療機関を慎重に選定すること，医療機関との間で積極的に意思疎通を図り，治療の課題・目標を共有すること，さまざまな治療・支援課題を医療機関に任せるだけでなく，自らも積極的に役割を分担することを勧めたい。とくに，本人との関係づくりは入院直後から始めるくらいの積極性を求めたい。非自発的入院の場合には，入院になったこと自体，本人にとっては不本意であるかもしれないので，その気持ちを汲みつつ，退院後の生活について一緒に考えようとする姿勢を明確に示すことが必要であろう。

第16章 ひきこもりのリスクをもつ子どもと家族への予防的早期支援

I ひきこもりと自閉スペクトラム症

　第2章では，ひきこもり始める年齢が小学生から社会人にまでわたることを述べた。どのような人が，どのような体験を契機としてひきこもりが生じやすいのかを特定することは簡単ではないが，ここでは，ひきこもりの一つのリスクとなる発達特性，とくに自閉症特性に注目し，青年期・成人期においてひきこもり状態をきたしている自閉スペクトラム症ケースの特徴について検討すること，また，それらをもとに，将来的なひきこもりを視野に入れた予防的な早期支援のあり方について検討してみたい。

　ギルバーグ Gillberg, C.[1]は，「アスペルガー症候群の人の5人に2人は大人になってもひきこもりがちで孤立している」と述べ，自分が周囲と違っているという気づきによって社交恐怖や無力感が高まりやすいこと，とくに積極奇異なタイプにおいてひきこもりが生じやすいことを指摘している。

　私たちの経験でも確かにこうしたケースは少なくない。養育者が「小さい頃は元気だった」と述べるとき，幼児期・学童期までは積極奇異なタイプであった可能性があり，社会性の問題を念頭に「元気」の詳細を聴取してゆく必要がある。こうした子どもたちは，中学校年代に急速に周囲に過敏になり，「元気」がなくなってゆくようにみえる。

　また，ひきこもりによって初めて事例化し，支援経過のどこかで発達障害に気づかれるようなケースの場合，受身的・内向的なタイプも多い。

第 16 章　ひきこもりのリスクをもつ子どもと家族への予防的早期支援

表 1　ひきこもりを伴う青年期 PDD ケースの特徴

1. PARS（広汎性発達障害日本自閉症協会尺度）の得点が有意に低い。
2. 幼児期ピーク評定では，「何でもないものをひどく怖がる」「普段通りの状況や手順が変わると混乱する」の項目に該当するケースが多い。
3. 不安障害（社交恐怖，強迫性障害）と気分障害の併存が多く，心理的には被害感が強い。
4. 知能検査所見は PDD に典型的なプロフィールを示している。
5. 性格は内向的・受身的（主要 5 因子性格検査）
6. いじめなどの明らかなライフイベントはそれほど多くはない。
7. DSM-Ⅳ-TR の診断項目のうち，【A（3）（a）】興味の限局，【A（2）（c）】常同的反復的言語の使用または独特な言語，を満たすケースが少ない。
8. 周囲への迷惑行為のエピソードが少ない。
9. 医療・相談機関の利用は家族の勧めによることが多く，教師などの勧めによるものが少ない。

筆者ら[2]は，山梨県発達障害者支援センターに本人が来談した 16 歳以上，IQ75 以上の広汎性発達障害ケース（その疑いの強い確定診断前のケースを含む）50 件のうち，同意が得られた 34 件を対象に調査を実施した。34 件のうち，ひきこもり群 12 件，非ひきこもり群 22 件であった。ひきこもり群の特徴を表 1 に示す。要約すれば，「発達・行動症状が乏しいために，発達上の問題に気づかれにくく支援対象にもなりにくいが，日常生活において多くの困難（わからなさ）を抱えている人たち」である。また，「何でもないものをひどく怖がる」という項目は，幼児期ピーク評定においてひきこもり群の方に多い唯一の項目であったことから，将来的なひきこもりを予測させる重要な所見であることが示唆された。また，養育者がこの項目に対して「多少（時々）そのようなことがあった」「そのようなことがあった」と回答したケース本人に，「子どもの頃，怖かったこと」を尋ねた。その結果，表 2 のような回答が得られ，彼らが恐れを感じていたのは，新奇場面，予想外の出来事，言語表出やコミュニケーションを求められるような状況，叱責などの強い刺激という 4 点に集約された。

表2

「新しい場面になかなか馴染めない」 「引っ越し」「小学校への就学」「新しく出会う人」
「予想外の対人場面が苦手」 「思わぬところに，思わぬ人がいると怖かった」 「通行人が急に振り向くだけで怖かった」
「人前で話すことが苦手」 「自分の思っていることを正確に伝えられない」 「話題が切れると困ってしまう」
「叱責や批判を受けたのが怖かった」 「自分以外の人が叱られるのも怖かった」
「暗いところが怖かった」 「とうもろこしの毛が怖かった」

　こうした特性の多くが生来的なものか，環境との相互関係において形成された側面が強いのかという論点についても検討が必要ではあるが，幼児期からの怖がりへの対応など，内向的・受身的で自閉症特性の目立たないタイプのケースに対する予防的な早期支援のあり方について考えてみたい。

II　ひきこもり親和性の高い自閉スペクトラム症ケースへの早期支援について

　上記のように，幼児期から怖がりの傾向が強かった人たちに，特に怖さを感じていた場面について聴き取り調査を実施したところ，新しい体験場面や予想外の出来事，言語表出を促される場面を挙げる人が多かった。入園・入学や行事などの新しい体験や非・日常的な活動の際には，事前の見学や体験入学・入園の利用，具体的で詳細な情報提供など，見通しをもちやすくするような配慮が求められる。わからないことや苦手なことに周囲が気づき，さりげなく支援の手を差し伸べることで，子どもが周囲の支援に期待できることを体験できるような環境整備が望まれ

第16章　ひきこもりのリスクをもつ子どもと家族への予防的早期支援　199

る。

　また，苦手な刺激の少ない居場所の確保など，外界への恐れが緩和されるような配慮により，安心して過ごせる時間と環境を保証すること，あくまでも無理のない範囲で徐々に経験の幅を広げていけるようにはたらきかけ，社会的な場面での成功体験を通して自己効力感や社会的アプローチの動機づけが高まるように助けることができるかもしれない。

　従来から強調されてきたように，いじめやからかい，苦手な活動を無理強いされるなどの過酷な経験から守ることも重要である。感覚過敏のために教室にいられない人や複数の人たちとの会話に混乱してしまう人，周囲の状況や人・物の動きや流れを把握することが困難な人，同級生とはどうしても共通の話題がもてない人などにとっては通常学級への適応は予想以上にハードルが高く，通常学級で過ごすことに固執し過ぎない方がよい場合もあるように思う。授業中の私語や廊下を走ることなど，他児がルールや規則に違反すること，それらを注意・指導せずに放置している教師に対する不満から，登校を渋る子どももいる。学校以外の場所で学習環境を整える必要がある場合もあるし，何かのきっかけで，吹っ切れたように再登校することもある。抑うつ傾向，疲れやすさ，体力不足などから学校生活に思うように適応・参加できなかった子どもが，小学校高学年や中学生になる頃から，徐々に身体的に安定してくることもあるので，その時点の「できないこと」に囚われ過ぎないこと，急ぎ過ぎずに待つことを家族に勧めることが必要になる。

　"怖がり"の問題に関しては，養育者への支援も重要である。養育者の心理やメンタルヘルスに配慮しながら，養育者と子どもの間で生じやすい悪循環を軽減させるような心理教育的アプローチや養育支援，とくに，「仲間集団に参加することや怖さを感じるような活動を無理強いすることで，かえって回避傾向を強化させてしまう」「養育者が保護的になり過ぎることで，子どもの達成感や自己効力感，能動性が高まらない」といった両極の悪循環を防止することの重要性が指摘されている[5]。この両極のうち前者のようなケースの中には，診察や面接の場面では穏やかな印象を与えて

いる養育者が，自宅では感情に任せて激しく子どもを叱責していることがあるし，良好な関係にみえる両親が自宅では激しい口論を繰り返していることもある。そのような体験が子どもの怖がりを助長していたり，情緒的に不安定になっていると考えられる場合には，そのことを家族と率直に話し合うことが必要になる。

Ⅲ 発達促進的な家族状況

　さらに，家族状況について取り上げる。子どもの不登校を契機に親子・家族関係が悪化し，対立や口論，家族からの一方的な叱責や強制，子どもの苛立ちや反抗などがエスカレートすると，家族への暴力や衝動行為が生じやすくなる。入院治療に至るようなケースの多くは，そのような悪循環を辿っているように思われる。

　また，こうした悪循環の形成に，ゲームやネットへの依存状態が絡んでいることも少なくない。外界への関心を撤収した子どもがゲームやインターネットに没頭し，暴力的な内容に刺激される。また，養育者と子どもの間で，ゲームやパソコンの使用に関するルールを共有できていない場合や，養育者が一方的にゲームを中断させようとすることで，暴言や暴力を誘発することもある。家族は，子どもがかんしゃくを起こした，暴力を振るったという最終的な結果だけを援助者に報告し，解決を求めてくることも多いが，そこに至るまでのプロセス，具体的なやりとりを詳細に聴き取ることで，はたらきかけるべきポイントや，対応方法の具体的な改善点を家族に提案しやすくなることがある。

　子どもの登校しぶりや不登校，そのことによる自己不全感や苛立ちに対して，家族が困惑，疲弊しながらも，できるだけ冷静さを失わず，子どもが何に困っているのかを把握することができれば，いまよりも登校しやすい状況を整えることができるかもしれない。すぐには登校ができない場合でも，子どもの意向も踏まえた上で，おおむね妥当な対処方法を選択・共有することできれば，家族・親子関係が大きく損なわれることはないし，

家族への激しい反発や暴力が生じるリスクも少ない。新学期や新年度，中学校や高等学校への進学をきっかけに再登校することもあるし，通常学級以外の選択肢について話し合い，まずは学習環境を整えることが適当と思われることもある。

　私は，児童期までは，養育者が子どもの行動を適切な方法でコントロールできること（威嚇，暴力，嘘，物を買い与えることなどを使わずに納得させること，あるいは，言うことを聞かせること），思春期以降は，今後の進路や社会参加について建設的に話し合える家族・親子関係を失わないことが重要であり，その後を見据えた予防的支援という観点から，児童・思春期ケースを考える際に最も優先されるのはそのことであろうと考えている。第10章，11章，12章で取り上げている家族状況と家族支援は，一言でまとめるとすれば，大きく損なわれた家族・親子関係とその修復，そして今後のことを冷静に話し合える関係を形成する作業であり，そこに多大なコストを要するからである。

　さらに，青年期・成人期に至った支援困難なケースから考えられることの一つは，「両親と子ども」という三者関係の重要性である。たとえば，思春期の男児が社会的な適応に問題を生じさせた場合や，強いこだわりに母親を巻き込もうとする傾向が強い場合には，母親との密着した二者関係に陥りやすく，子どもの心理的退行を煽ることが少なくない。第11章で紹介したケースにもそのような側面があり，両親サブシステムの強化を図ることを通じて，母子の二者関係優位な家族状況を，父親を含めた三者関係に変化させることが支援のポイントになった。地域の相談支援機関では，こうしたケースが問題になることが多いのである。

　そのような経験から，父親との関係が維持されており，子どもにとって父親が同一化対象になり得る場合には，思春期（小学校高学年から中学生年代）に至るまでに母子の二者関係優位な家族状況から父親を含めた三者関係化を図っておくこと，両親サブシステムのもとに子どもがいるという健全なヒエラルキーを維持することを心がけたい[註]。

　以上のような観点から，子どもの退行を防止し，心理的な発達を促進す

るためのポイントとして重視されるのは，①安全な人間関係・仲間関係を体験できる環境を整え，その子なりの社会参加を支える，②母子密着による二者関係優位の家族状況をできるだけ三者関係化する（とくに男児ケースの場合），③家族内に健全なヒエラルキーを形成する，という３点である。事例を示す。

【事例】

児童精神科外来を受診した小学校４年生の男児。２年生で不登校となり，２年が経過していた。始語に遅れはみられず，知的発達も平均的であったと思われるが，幼児期から人見知りが激しく，極端に怖がりで，現在も夜には独りで自宅の２階に行けない。家の中にムカデや虫がいるとひどく怖がり，親の職場にまで電話してくる。気難しく，一度否定的な印象をもつと修正がきかず，不快な体験をいつまでも覚えていて固執する。欲しいものに対する執着も強く，気分を切り換えて諦めるということができない。

不登校になった契機の一つは，生来的な偏食に対して担任の配慮がなく，給食の全量摂取を強く指導されたことや，教室の騒がしさに耐えられなかったことであった。またこの当時，友だちに急に後ろから抱き付かれ，手が首に廻ったことが怖かったという体験を何度も親に訴えており，２年が経った今も，ついこの間の出来事のように記憶している。登校を渋り始めた頃から，家では非常に強いかんしゃくを起こすようになっており，母親はおもちゃやゲームなどを買い与えること以外には本児を落ち着かせる方法が見出せなくなり，さらに要求がエスカレートするという悪循環が形成されていた。また，父親は厳しく接しようとし過ぎており，この時点では本児との関係づくりに失敗しているようであった。学校は，給食や終わ

註）ここでいう「三者関係化」は，両親が自らの葛藤処理のために子どもを巻き込む「三角関係」とは異なり，三者関係（エディプス状況）に伴う嫉妬や去勢不安など，二者関係において体験し得ないような複雑な情緒を体験できるようになること，エディプス的願望の断念ないし潜在化，同性の親への同一化，家族みんなで過ごす楽しさなどの情緒体験が子どもの心理的発達を促進するという発達論的な概念である。

りの会まで，一日の学校生活を送らせようと強く指導したことで，本児の拒否感をさらに強化したようであった。算数と漢字の学習に苦手さがあるようで，学習への拒否感も強く，遅れが目立ち始めていた。

　外来では同席面接の後，家族と本人とを分けた並行面接に導入しようとしたが，本児は大声で喚き，椅子を蹴り倒すなどして激しく抵抗したため，当面は両親だけで来院してもらい，家族ガイダンスを中心とした。治療者と両親は，学校を休んだ日は家で勉強させることについて話し合い，決められた課題ができた日の夜は家族と一緒にゲームができるというルールを設定した。過剰な欲求に対しては，理屈抜きに「ダメなものはダメ」とだけ伝えてシャットアウトすること，両親で歩調をそろえることを話し合った。また本児には，「まずは見守ってくれるように学校の先生に頼んであげるので，しばらくは自分で学校に行く日と行かない日や，どれくらいの時間を学校で過ごすかを決めて，自分のペースで頑張ってみなさい」と伝え，学校に協力を依頼した。この介入の後，本児は少しずつ学校で長く過ごし，給食を食べてから帰宅するなど，学校に適応するために自分なりに努力するようになった。また，衝動が高まったときには拳を握ったりして我慢しようとしている様子がみられるようになり，本児のかんしゃくは急速に軽減した。また，次第に多くの時間を学校で過ごし，交友関係を築こうとする様子もみられるようになってきた。

　しかし5年生の後半からは，興味・関心の狭さや幼さから同級生と共通の話題がもてない，授業がわからない，運動が苦手なために外で遊びたくない，大きな集団の中にいるのがつらい，休み時間に何もすることがない，学校で楽しいことは何もないと訴え始め，再び登校を渋るようになった。治療者は本児，両親と，「中学校に通えるように準備を始める」という目標を共有し，適応指導教室の利用を勧めた。この時期，父親は本児との間で趣味を共有すること，初めての場所に二人で外出することで，本児の興味・関心を広げ，新しい経験に対する抵抗感を緩めることを試みており，治療者はこれを支持した。

　しかし，些細な事柄にこだわり始めるとまったく切り替えが効かなくな

り，仕事中の両親に電話をかけ続けたり，同じ言葉を数百回打ち込んだメールを送信してくるようなこともあった。一時期は，実際に株の取引をしたいと母親に強く要求したり，武器の収集に興味を示すこともあったが，そのたびに父親や治療者が介入し，代替えの方法を話し合うなどして断念させた。中学校では入学時から情緒障害児学級を利用し，週の半分くらい登校している。表現は拙いながらも，担任にいろいろな相談をもちかけるようになり，初めて家族以外の対象に信頼感を寄せるようになってきている。

Ⅳ 特別支援教育の地域格差と不登校

　小・中学校の不登校とその防止，あるいは，その子どもなりの社会参加と成長を支えようとする際に，特別支援教育のあり方が極めて重要であることは言うまでもないが，筆者の知る限りでは，特別支援教育の体制は地方自治体によってかなり格差がある。たとえば，情緒障害児学級の未整備のために，知的障害を伴わない子どもは基本的に普通学級に入ることが前提となっており，オプションとして通級指導学級を利用するかどうかという選択肢しかない自治体がある。こうした地域で，刺激の少ない環境や手厚い指導体制を優先し，やむなく知的障害学級の利用を選択すると，今度は知的能力に応じた課題を与えてもらえないこともある。こうした場合，能力に応じた学習を受ける機会を提供されず，療育手帳を取得することもできない，といった事態が懸念される。その一方で，少人数の環境や個別的支援を必要としている子どもがいれば，養育者の申請に応じて情緒障害児学級を新設している自治体があるし，状況によっては，年度の途中からでも情緒障害児学級を利用できる自治体もある。

　東京都立小児総合医療センター児童・思春期精神科の入院ケースについて検討したところ，知的障害をもつ群は思春期において入院治療の対象となることが多いのに対して，高機能群では，不登校，ゲーム依存，衝動性や攻撃性の亢進，家族への粗暴行為といった悪循環のために，小学校低学年から入院治療の対象となるケースが少なくなかった[4]。このことから，

地域の教育現場に高機能群の子どもたちの受け皿が整えられているかどうかが大きな分かれ目になっていることがわかる。

V　義務教育年齢以降の支援について

　不登校のまま中学を卒業するケースや，進路の決まらないまま高等学校を中退する生徒の一部が，その後の支援につながらないまま，ひきこもり状態に移行することがある。予防・保健という観点からは，教育機関を離れた後，福祉保健システムに速やかにつながるような地域ネットワークの構築によって，不登校から長期に及ぶひきこもりを防ぐことができるのではないかというアイデアを述べる人もいる。そのアイデアはもちろん理解できるのだが，ケースを引き受けるだけで，その後，的確なアセスメントと有効な支援が提供できなければ，利用者にとってはそれほどのメリットはない。仕組みやシステムも重要ではあるが，それらは着実な支援技術があって初めて有効性を発揮するものである。

　高機能の発達障害ケースの場合，特別支援学校高等部や高等特別支援学校を利用できないことも多く，普通高等学校の他，実業系，通信制など，さまざまな高等学校に進学することになる。高等学校の卒業を控えて発達障害者支援センターなどにつながり，障害者職業センター，就労移行支援事業所などを経て，障害者雇用枠を活用した就労に至る人もいる。また，大学や専門学校に進学し，その後は一般の就職活動をする人もいるし，卒業を控えて，障害福祉サービスの活用を考え始める人もいる。こうした過程において，自らの発達特性を理解し，今後の進路について現実検討することを通して，精神障害者保健福祉手帳を取得する人たちも増えている。以上のような，高校生以降の人たちを対象としたネットワーク支援の方法論については，『青年期・成人期の発達障害者に対するネットワーク支援のガイドライン』[3]を参照していただきたい。

引用文献

1) Gillberg C (2002) A Guide to Asperger Syndrome. Cambridge University Press. (田中康雄監修 (2003) アスペルガー症候群がわかる本. 明石書店)
2) 近藤直司, 小宮山さとみ, 宮沢久江, 他 (2010) 在宅青年・成人の支援に関する研究―ライフステージからみた青年・成人期PDDケースの効果的支援に関する研究. 厚生労働科学研究 (障害保健福祉総合研究事業)「ライフステージに応じた広汎性発達障害者に対する支援のあり方に関する研究」(主任研究者・神尾陽子) 平成21年度研究報告書.
3) 厚生労働省 (2011) 青年期・成人期の発達障害者に対するネットワーク支援のガイドライン. http://www.rehab.go.jp/ddis/発達障害に関する資料／研究紹介／厚生労働科学研究の研究成果／
4) 宮崎健祐, 近藤直司, 森野百合子, 他 (2013) 児童思春期精神科に緊急入院した広汎性発達障害患者に関する臨床的検討. 精神医学, 55(2); 157-165.
5) Rubin KH, Asendorpf JB (1993) Social Withdrawal, Inhibition, And Shyness in Childhood. Lawrence Erlbaum, Hillsdale.

第17章 ひきこもりケースに対する地域支援と支援体制

I ひきこもりケースに対するこれまでの地域支援

　ひきこもりケースに対する公的な地域支援としては，精神保健福祉センターや保健所をフィールドとした支援実践が1995年頃から報告されるようになった[3,4]。その後，精神保健福祉センターでは，個別的な相談支援の他，家族への心理教育や本人を対象としたグループ支援などが全国的に広がり，いくらかの地域格差はあるものの，地域支援の中核機関として，あるいは，地域ネットワーク支援の一部を担い，多くのケースに対応してきた[8,9]。

　また，居場所や受け皿としての本人グループを運営すると同時に，教育，就労支援，障害福祉などの関係機関との連携を強化している保健所や，独自に相談窓口を開設している自治体も少しずつ増えてきているようである。たとえば秋田県藤里町（人口3,892人）では，社会福祉協議会の住民のニーズ把握を目的とした訪問調査によって，18～55歳の住民のうち113人が長期不就労状態で自宅などにひきこもっていることを把握し，町おこし活動と連動させた支援活動に取り組んでいる[2]。この他にも，自治体からの委託によって，強固なひきこもりと家族への暴力など，緊急性の高いケースに対する積極的な介入と受診援助[12]，受診・通所に至らないケースに対する電話相談や訪問活動に取り組んでいる民間支援団体もある。

　厚生労働省が2010年，5月に公表した『ひきこもりの評価・支援に関するガイドライン』[6]（以下，ガイドライン）によって，第一段階：出会い，

評価の段階(家族支援),第二段階:個人的支援段階(個人支援),第三段階:中間的・過渡的な集団との再会段階(集団支援・居場所の確保),第四段階:社会参加の試行段階(就労支援)といった支援モデルが提示された。こうした支援過程をできるだけ同一機関で提供・実施しようとすれば,家族からの相談によって事例化するケースへの対応(家族との個別面接),家族を対象とした心理教育的アプローチ(家族教室)や親の会,状況によっては自宅への訪問,本人との個別面接,グループ支援,就労支援や何らかの社会参加に導くようなアプローチなど,多彩な支援メニューが必要となる。

たとえば山梨県立精神保健福祉センターでは,第三段階ないしは第四段階の支援メニューとして社会技能訓練 SST グループと,レクリエーションやボランティア活動などのアクティビティ・グループに取り組んできたが,就労支援を充実させることを目的として,関係機関との協働のもとに数カ所のコンビニエンス・ストアーと連携を図り,利用者と事業所が,社会適応訓練事業,アルバイト,有償ボランティア,ボランティアのいずれかを選択し,生活・就労支援センターのサポートを受けながら就労・雇用することができるような取り組みを進めている[1]。

これまで,就労や社会参加の段階では,一般就労か,障害者への就労支援制度を活用するかという二者択一を迫られ,立ち往生するケースが少なくなかったことから,今後,それ以外の選択肢を増やす試みが必要になるものと思われる。

Ⅱ　ひきこもり地域支援センターについて

ひきこもり地域支援センター(以下,センター)は,厚生労働省が2009年度に事業化した「ひきこもり対策推進事業」に基づいて各都道府県・政令指定都市を実施主体として設置されている。ひきこもりに特化した第一次相談窓口としての役割をもつ機関であり,ひきこもり状態にある本人や家族にとって相談先が探しにくく,支援に結びつきにくいという課題を解消するために制度化された。

第17章　ひきこもりケースに対する地域支援と支援体制　209

　センターでは，本人と家族を対象とした来所相談やグループ支援の他，家庭訪問を中心とするアウトリーチ支援，医療機関，教育，福祉，就労などの関係機関で構成される連絡協議の開催，リーフレットの制作・配布，研修会や講演会の開催，保健所や市町村，民間支援団体などへの技術的支援，ひきこもりケースに関わる関係機関の職員のためのスキルアップ研修など，ひきこもり問題に関する中核機関としてさまざまな活動に取り組んでいる。

　また，ひきこもりの背景要因が多様，複雑であり，精神医学的，心理的，社会的な状態を適切に把握・評価する専門職種が必要であるという認識のもとに，精神保健福祉士，社会福祉士，臨床心理士などが「ひきこもり支援コーディネーター」として配置されたことは，有効な支援体制の構築という点で重要なステップとなった。ただし，ひきこもりケースの支援は，数年にもわたる継続的な支援を要することが多いし，その過程でさまざまな専門性をもったスタッフが必要になることから，第一次相談窓口を開設するだけでは必ずしも有効な支援には結び付かない。その後の本格的な支援を重視した自治体は，ひきこもり地域支援センターを精神保健福祉センター内に設置するなどして体制整備を図ってきたが，それでも専任スタッフ（非常勤を含む）と兼務スタッフ，4～5名の体制で数多くのケースに対応しており，充分な支援体制が整ったとは言い難い。

　また，ひきこもり地域支援センターは自治体の直営の他，NPO法人や社会福祉法人などに全部または一部が委託されているところもあり，設立母体や活動内容も多様であることから，センター同士の情報交換や職員の支援技術の向上を求める必要性が認識されるようになり，2011年12月に「ひきこもり地域支援センター全国連絡協議会」（以下，協議会）が設立された。協議会では各センター間の連絡や情報交換のためのメーリングリストを設置するとともに，人材育成や支援技術の向上のために年2回の研究協議会を開催している。また，「ひきこもり地域支援センター全国調査報告書」[7]，2013年度セーフティネット支援対策等事業費補助金社会福祉推進事業「地域におけるひきこもり支援に関する実践的研究事業」，2014

年度セーフティネット支援対策等事業費補助金社会福祉推進事業「地域におけるひきこもり支援に関する調査・研究事業」の報告書[10,11]を公表している。今後も、それぞれの地域で、ひきこもり本人や家族に対する専門的なアセスメントに裏打ちされた適切な支援が実践されるためにも、地域支援センター同士の情報交換や支援技術の向上、研究協議の場の継続した取り組みが必要である。また本事業は、生活困窮者自立支援法の施行によって同法に基づく支援体制の一部となったので、これについても後述する。

Ⅲ　ひきこもりケースの三分類と公的支援の法的根拠

『ひきこもりの評価・支援に関するガイドライン』[6]の作成にあたり、研究班は、ひきこもりを「様々な要因の結果として社会的参加（義務教育を含む就学、非常勤職を含む就労、家庭外での交遊など）を回避し、原則的には6カ月以上にわたって概ね家庭にとどまり続けている状態（他者と交わらない形での外出をしていてもよい）を指す現象概念である」と規定し、そのような状態像を示すケースを対象にさまざまな観点から検討を加えた。

近藤ら[5]は、ひきこもり状態にある本人の精神医学的診断について調査し、診断と今後の治療・援助方針を加味して、三つの群に分類する案を示し、ガイドラインにも採用された。この三分類は、ひきこもりケースに対する治療・支援を、第1群：本人を精神科治療に繋ぎ、必要に応じて薬物療法や障害福祉サービスを活用する群、第2群：自閉スペクトラム症、知的障害などの発達障害と個々の発達特性を踏まえた支援と社会資源の活用が必要になる群、第3群：パーソナリティの病理をもつ人たちに対する心理－社会的支援が中心になる群、と大まかに分類することで、治療・支援の主体となるべき機関や活用するサービスや社会資源を検討しやすくすることを意図したものである。同時に、こうした分類が法制度と結び付くことによって、それぞれの行政分野の責任範囲が明確になることも期待されてきたが、2015年に施行された生活困窮者自立支援法によって、ひき

こもりケースに対する公的支援の法的根拠が整ったと言えよう。

　つまり，第1群のケースに対する地域支援の役割としては，まずは医療的ケアの必要性を把握し，精神科医療に結び付けることであり，これは精神保健福祉法における相談支援等（第47条第1項から第5項）に該当する支援活動である。また，第1群のケースが障害福祉サービスを利用する段階に至れば，障害者総合支援法で定められた基幹相談支援センター（第77条の地域生活支援事業並びに第78条）がその中心となる。第2群においては，本人と家族の同意が得られていれば，発達障害者支援センターや基幹相談支援センターが中心になる。そして，心理－社会的支援，生活・就労支援が中心となる第3群のケースについては，生活困窮者自立支援法で定められた自立支援事業（第2条に定義され，3条に基づいて実施）が支援の法的根拠になる。また自立支援事業は，三分類のいずれに分類されるかがわからない段階のケース，あるいは精神科医療や障害福祉サービスの利用を躊躇しているケースの受け皿になることも期待される。近年，養育者の高齢化に伴って，あるいは，高齢者虐待に対する介入の結果，閉居していた子どもが事例化するケースもあり，これらが，まずは自立支援事業につながってくることもあろう。

　ただし実際には，第1群，第2群に分類されるケースがすべて障害福祉サービスを利用するわけではないし，それ以外の支援，たとえば民間支援団体のプログラムやピア・サポートなど，さまざまな支援が力になって回復につながるケースも少なくない。また，それらの活動を経験した後に，本人や家族が障害福祉サービスの利用や障害者雇用枠を活用した就労を選択するようになることもある。上記の三分類が画一的な「振り分け」に使われるだけでは意味がないし，その時点における本人と家族の意向を踏まえた，適確で柔軟なアセスメントと継続的な支援体制があってこそ，初めて有効な支援が展開できることを強調しておきたい。また，窓口的な対応から本格的な支援につながれば，その際には機関同士の連携や調整が必要となる。後述するように，生活困窮者自立支援法はその点においても期待されている。

Ⅳ 生活困窮者自立支援法に基づくひきこもり支援施策について

次に，生活困窮者自立支援法の概要と，同法が地域支援にどのような変化を生じさせるかという点について述べる。

生活困窮者自立支援法は，生活保護に至る前の段階からさまざまな課題を抱えている生活困窮者に対して福祉事務所単位を基本とした総合的な支援を提供するための法律である。制度の体系としては，必須事業，任意事業，その他事業があり，①生活に困っている人であれば，誰でも相談を受け付ける自立相談支援事業，②失業等により住居を失う可能性がある人への支援を行う住居確保給付金（資産要件有）は必須事業である。任意事業としては，①就労準備支援事業（資産要件有），②家計相談支援事業，③一時生活支援事業（いわゆるシェルター・資産要件有），④子どもの学習支援事業，があり，これらは地域の実情に応じ，各自治体が実施することになっている。これらの制度に基づく事業は自治体直営の他，社会福祉法人等に委託して実施することもできる。2015年9月17日付，厚生労働省のホームページによれば，9月7日現在ですべての自治体に自立相談支援の窓口が設置されている。

その他の事業（都道府県，政令指定都市，中核市が実施する事業が中心）としては，ひきこもり地域支援センター等を設置するための「ひきこもり対策推進事業」，財産管理などの日常生活自立支援事業が位置づけられた。法施行の前，2013年から2015年6月までに実施されたモデル事業によれば，生活困窮者として支援を開始した8,509人中，8.8%がニートを含む社会的孤立の状態にあり，今後，この制度はひきこもりケースに対する地域援助体制として一定の役割を果たしていくものと思われる。

また同法には，これまでにない特徴がある。従前の障害者総合支援法に基づく自立支援協議会においては支援計画の立案や連携・調整を行うことが明記されているが，実際の支援方法は各実施主体に任されており，連携・調整が不充分な場合も少なくなかった。とくに，ひきこもりのような背景

要因と支援の主体になる機関を定めにくいタイプのケースでは，性急に精神科受診を勧めることで支援関係の形成に失敗したり，機関同士の「たらい回し」も生じやすかったものと思われる。一方，生活困窮者自立支援法は，生活保護受給を水際で食い止めるために制定された法律であり，「制度の谷間を無くす」ということが重視されている。あらゆる実施機関と関係分野（14分野）との連携を重視する姿勢が明確に示され，個別の評価，支援調整会議の開催，支援台帳の作成等が標準化されている。支援調整会議には，社会福祉協議会，福祉事務所（生活保護担当，障害福祉担当，児童担当），ハローワークなど，第1群から第3群の地域支援に関わる機関が出席することになるので，関係機関の連携・調整が強化され，「たらい回し」の防止に役立つことが期待されるし，何よりも，すべての市区町村において，ひきこもりケースに対応する相談窓口が位置づけられた意義は大きい。

V　今後の地域支援のあり方について

　上述したように，ひきこもり地域支援センター事業や生活困窮者自立支援制度によって都道府県・政令指定都市と市区町村には，ひきこもりやニート状態にある人たちやその家族が相談できる窓口が設置されたことになり，これらの事業・制度を有効に機能させるために，今後の課題について考えてみたい。

　第一に，支援にあたるスタッフの専門性と支援技術の担保が課題となる。生活困窮者自立支援制度は極めて多様な支援ニーズを含むケースに対応することになるため，社会福祉士，精神保健福祉士，ファイナンシャルプランナー，キャリアカウンセラーなど，多くの専門職の配置が想定される。また，ひきこもりは，生物的，心理的，社会的な要因がさまざまに関連し合って形成される問題であり，それらを的確にアセスメントする技術が求められる。これだけの専門スタッフを相談窓口に配置できるのかどうか，また，多様多彩なケースを的確にアセスメント・プランニングができるのかどう

かが最も大きな課題ではないかと思う。

　第二に，ひきこもりケースの支援は長期化することが多いこと，支援段階に応じて多様なメニューが必要になることを認識しておく必要があり，これらは一次的な相談窓口の設置だけでは解消できない課題である。これまでの国の施策は，地方自治体に一次的な相談窓口の開設と機関連携を促進するための協議会の設置に留まっており，年余にわたる支援と高度な専門性の必要性は考慮されていない。つまり，評価・支援のガイドラインは公表されているが，それを具体化する体制が整備されていない。

　第三に，地方自治体の政策立案能力が問われている。厚生労働省の諸施策とは別に，内閣府は子ども・若者育成支援推進法に基づく「子ども・若者総合相談センター」の開設や，子ども・若者支援地域協議会の設置を地方自治体に求めている。これらをうまく組み合わせて，本当に有効な支援体制を地域に構築することが課題となる。

　第四に，公的支援と民間支援との連携が課題となる。民間支援団体の理念と専門性，活動内容は極めて多彩であり，きめの細かい優れた活動がある一方で，一部には犯罪・事件になるような活動があることも，また事実である。国や地方自治体は民間支援団体の質をどのように評価するのか，全体的な施策のうち何を担ってもらうのか，公的支援・専門機関の支援とどのように組み合わせるのかを判断する必要がある。

　末尾ながら，本章は山﨑正雄氏，服部森彦氏に共同執筆をお願いした論文に修正を加えており，一部は両氏の執筆による。

参考文献

1）芦沢茂喜，小石誠二（2017）ひきこもりケースへの県立精神保健福祉センターにおける就労支援の取り組みの報告．思春期青年期精神医学 27(1)；74-80.
2）藤里町社会福祉協議会,秋田魁新報社共同編集（2012）ひきこもり町おこしに発つ．秋田魁新報社．
3）近藤直司編著（2001）ひきこもりケースの家族援助．金剛出版．
4）近藤直司，長谷川俊雄，蔵元信比古，他（1999）ひきこもりケースの理解と援助．萌文社．

5) Kondo N, Sakai M, Kuroda Y, et al (2011) General condition of hikikomori (prolonged social withdrawal) in Japan: Psychiatric diagnosis and outcome in the mental health welfare center. International Journal of Social Psychiatry, 59; 79-86.
6) 厚生労働省（2010）ひきこもりの評価・支援に関するガイドライン．http://www.mhlw.go.jp/stf/houdou/2r98520000006i6f.html
7) 太田順一郎, 原田豊, 山﨑正雄（2012）ひきこもり地域支援センター全国調査報告書.
8) 太田咲子, 富士宮秀紫, 宮沢久江, 他（2011）ひきこもり―グループ支援の実践を中心に．精神科臨床サービス，11(2); 252-256.
9) 榊原　聡，近藤直司（2012）ひきこもりケースに対するグループ支援について―精神保健福祉センターにおけるグループ支援の成果より．精神科治療学，27(10); 1371-1378.
10) 特定非営利法人神戸オレンジの会・ひきこもり地域支援センター全国連絡協議会（2013）平成24年度セーフティネット支援対策等事業費補助金社会福祉推進事業「地域におけるひきこもり支援に関する調査・研究事業」報告書.
11) 特定非営利法人神戸オレンジの会・ひきこもり地域支援センター全国連絡協議会（2014）平成25年度セーフティネット支援対策等事業費補助金社会福祉推進事業「地域におけるひきこもり支援に関する実践的研究事業」報告書.
12) 山本　彩，室橋春光（2014）自閉症スペクトラム障害が背景にある（または疑われる）社会的ひきこもりへのCRAFTを応用した介入プログラム―プログラムの紹介と実施後30例の後方視的調査．児童青年精神医学とその近接領域，55(3); 280-294.

初出一覧

第1章　「青年期における社会的ひきこもりのアセスメントと治療・援助」大正大学カウンセリング研究所紀要，第38号（2016）を改稿。

第2章　「青年期ひきこもりケースと『ひきこもり』概念について」精神科治療学21巻11号（2006）
Kondo N, Sakai M, Kuroda Y, Kiyota Y, Kitabata Y, Kurosawa M : General condition of hikikomori (prolonged social withdrawal) in Japan: Psychiatric diagnosis and outcome in the mental health welfare center. International Journal of Social Psychiatry, 59(1); 79-86, 2011 を併せて大幅に改稿。

第3章　「対人恐怖とひきこもり」（金重紅美子との共著）こころの科学，147号（2009）を改稿。

第4章　「パーソナリティ障害とひきこもり」こころの科学，185号（2016）を改稿。

第5章　「青年期における広汎性発達障害のひきこもりについて」（小林真理子，富士宮秀紫，萩原和子との共著）精神科治療学，24巻10号（2009）
「ひきこもりと発達障害」児童青年精神医学とその近接領域，54巻3号（2013）
「成人期の発達障害ケースに対するネットワーク支援とそのために必要な告知・説明について」（高屋敷大助との共著）精神科臨床サービス，14巻3号（2014）を併せて改稿。

第6章　書き下ろし

第7章　「ひきこもりケースの治療・支援—基本的な考え方」（齊藤万比古編著）『ひきこもりに出会ったら—こころの医療と支援』中外医学社（2012）を改稿。

第8章　「内的なひきこもりへの精神療法的アプローチ」児童青年精神医学とその近接領域，55巻3号（2014）を改稿。

第9章　「ひきこもりを伴う自閉症スペクトラム障害とメンタライゼーションに焦点をあてた精神療法」（小林真理子，宮沢久江との共著）精神分析研究，57巻1号（2013）を改稿。

第10章　「非分裂病性ひきこもりケースに対する精神保健サービス—コミュニケーション能力と受診動機についての一考察」精神分析研究，43巻2号（1999）を改稿。

第11章　「本人が受診しないひきこもりケースの家族状況と援助方針について」家族療法研究，17巻2号（2000）を改稿。

第12章　「ひきこもりケースの家族面接—本人に会える以前の家族支援について」精神療法，37巻6号（2011）を改稿。

第13章　「長期化したひきこもりの子どもを持つ親への支援」（萩原和子との共著）精神科治療学，23巻10号（2008）を改稿。

第14章　「ひきこもりケースに対するアウトリーチ」精神療法，40巻2号（2014）を改稿。

第15章　「長期のひきこもりと家庭内暴力を認めた事例」（齊藤万比古編）『素行障害—診断と治療のガイドライン』金剛出版（2013）を改稿。

第16章　「ひきこもりと発達障害」児童青年精神医学とその近接領域，54巻3号（2013）を改稿。

第17章　「ひきこもりケースに対する地域支援」（山﨑正雄，服部森彦との共著）臨床精神医学，44巻12号（2015）を改稿。

索 引

あ行

アウトリーチ　174, 175, 178, 179, 209
悪循環　42, 45, 94, 134, 138〜143, 145, 146, 154, 164, 171, 199, 200, 202, 204
アスペルガー障害　58, 120
アセスメント　3, 6〜8, 18, 31, 64, 70, 71, 77, 78, 81, 91, 156, 159, 205, 210, 211, 213
アタッチメント　133, 168
アレン　Allen, J.G.　111
依存性パーソナリティ障害　46, 47, 55
一次的なひきこもり　37, 38
一過性のひきこもり　19
居場所　75, 77, 199, 207, 208
岩倉拓　180
陰性症状　72
ウィニコット　Winnicott, D.W.　16
内気さ　55
エリクソン　Erikson, E.H.　19
嘔吐恐怖　41, 43, 44

か行

外界への関心　16, 18, 48, 200
外出恐怖　37
外的なひきこもり　7, 16, 17, 18, 20, 33
回避　4, 7, 15, 16, 17, 19〜21, 30, 33, 45, 59, 72〜76, 81, 94, 97, 101, 139, 140, 142, 146, 156, 167, 169, 172, 188, 192, 199, 210
　――行動　55
回避性パーソナリティ障害　35, 37, 38, 41, 46, 47, 54, 55
解離性障害　28, 29, 42, 43
抱える環境(holding environment)　149
笠原敏彦　41
笠原嘉　5
家族機能　28, 76, 80, 123, 151〜153, 160, 171, 175, 183, 185, 194
家族教室　141, 153, 158, 161, 162, 167, 174, 190, 208
家族支援　3, 87, 126, 151, 152, 155, 158〜160, 163, 164, 166, 172, 173, 175, 184, 201, 208
家族療法　29, 121, 122, 158, 160, 172
葛藤　18, 19, 21, 27, 32, 34, 38, 45, 48, 52, 56, 59, 75, 100, 111, 115, 121, 123, 131, 139, 140, 142, 143, 148, 149, 151, 161, 162, 167, 172, 185, 202
　――モデル　40, 43, 44
狩野力八郎　5, 6, 151, 152
過敏型　54
感受性　135, 142, 149
ガントリップ　Guntrip, H.J.S.　47, 48
カンバーグ　Kernberg, O.　40
基幹相談支援センター　211
傷つき　30, 38, 48, 51, 52, 54, 73, 74, 106, 113, 117, 121, 146, 168
衣笠隆幸　37
機能の全体的評定尺度（The Global Assessment for Functioning：GAF）　30
気分障害　26〜29, 32, 46, 197
逆転移　22, 83, 93, 96
ギャバード　Gabbard, G.　47, 51, 54
共感性　53, 121, 133, 134, 157, 173, 194
強迫行為　37, 143
強迫症状　19, 26, 59, 72, 73, 111, 120, 121, 130, 132, 193
強迫性障害　24, 40, 41, 192, 197

強迫性パーソナリティ障害　46, 47, 55
恐怖　21, 32, 40, 42, 48, 52, 54, 55, 59,
　　74, 76, 79, 81, 95, 97, 108, 111, 128, 130,
　　131, 156, 191, 196, 197
ギルバーグ Gillberg, C.　59, 196
緊張感　27, 76, 89, 105, 114, 141, 143,
　　160, 181, 191
空想　17, 49, 51, 53, 83, 102, 103, 106,
　　113, 120, 123, 125, 126, 132, 133, 147,
　　163
クレッチマー Kretschmer, E.　47
幻覚　26, 34, 72, 126
現実検討能力　40, 117, 132, 146, 156,
　　175, 183
厚生労働省　4, 8, 15, 17, 19, 24, 70, 71,
　　207, 208, 212, 214
公的相談機関　36, 91, 182, 183
広汎性発達障害　26, 38, 42, 58, 59, 71,
　　197
国際的診断基準　35, 46, 47
個人精神病理　5, 31, 36
誇大的　51, 52, 53
子ども・若者育成支援推進法　214
子ども・若者総合相談センター　214
子ども・若者の自立をめぐる価値観
　　31
孤立　17, 19, 20, 48, 49, 55, 59, 63, 147,
　　167, 196, 212
　　──する子ども　167
困惑　72, 76, 101, 121, 122, 200

さ行

齊藤万比古　67
斎藤環　35
サド・マゾキスティックな関係性　56,
　　107
三者関係　121, 201, 202
　　──化　121, 201, 202
支援体制　3, 6, 22, 87, 90, 92, 207, 209,
　　210, 211, 214
塩路理恵子　37
自我同一性　19, 40
自己愛　38, 47, 49, 51〜55, 59, 73, 74,
　　89, 97, 113, 114, 130, 140, 149
　　──が傷つく不安　72
　　──的で皮の厚い（鈍感な thick-skin）
　　　患者　54
　　──的で皮の薄い（敏感な thin-
　　　skinned）患者　54
自己愛パーソナリティ障害　38, 47, 54,
　　130
自己評価（self-esteem）　52
自己防衛反応　18
思春期　19, 27, 59, 77, 111, 119, 130,
　　147, 148, 150, 151, 164, 183, 185, 195
　　──心性　19, 59, 111
自傷他害　65, 87, 185
視線恐怖　41, 49, 96, 143, 150
シゾイド　33, 38, 46〜49, 51, 74, 79, 95,
　　96, 97, 102, 106, 130, 134, 147
　　──機制　47〜49, 79, 95, 96, 106
　　──の病理　49, 74
シゾイドパーソナリティ障害　38, 47
失敗恐怖　72, 121
失敗する不安　72
児童・思春期　3, 6, 120, 149, 166, 169,
　　173, 193〜195, 201, 204
自閉症特性　5, 63, 72, 80, 88, 89, 95,
　　114, 160, 169, 196, 198
自閉スペクトラム症　24, 38, 66, 68, 71,
　　74, 80, 110, 160, 166, 168, 169, 173, 191,
　　192, 194, 196, 198, 210
自閉的ファンタジー　17
社会技能訓練（SST）　63, 112, 124
社会恐怖　24, 35, 38, 192
社会参加　4, 7, 17, 21, 28, 29, 31, 35,
　　36, 43, 45, 59, 61, 63, 68, 73, 74, 76〜78,
　　81, 87, 88, 91〜94, 98, 103, 105, 111, 112,

索 引

115〜117, 120, 142, 152, 160, 161, 173, 193〜195, 201, 202, 204, 208
社会的機能　30, 32, 33, 44, 71, 76, 79, 82
社会的ひきこもり　17, 19, 21, 31, 35〜37, 44, 54, 126, 137, 141, 188
社交恐怖症　24
シャープ Sharp, C.　120
周囲を過剰に気にするナルシシスト　54
周囲を気にしないナルシシスト　54
就労　15, 17, 26, 27, 31, 43, 61, 66, 67, 76, 77, 79, 87, 88, 92, 94, 113, 116, 117, 191, 205, 207〜212
受診援助　126, 159, 207
受診勧奨　91, 159
受診・相談動機　7, 125, 126, 130, 137
症状　16, 17, 20, 24, 32〜36, 38, 40〜43, 68, 71, 74, 75, 79, 81, 96, 108, 130, 156, 169, 197
状態像　17〜19, 30, 33, 36, 146, 169, 210
情緒的ひきこもり　17, 130
神経症　3〜5, 27, 37, 38, 41, 43, 45, 48, 126〜128
神経症性障害　40, 42, 44, 45, 95
侵襲性　21
侵襲的な他者・外界　21
身体化症状　72
身体的問題　71, 76
身体表現性障害　27〜29, 38, 40, 42, 46
心的外傷　24, 54, 79
心的外傷後ストレス障害　24
侵入　50, 104, 180, 182
心理教育　29, 62, 117, 135, 161, 178, 199, 207, 208
心理－社会的支援　27, 29, 46, 210, 211
心理－社会的な側面　36
心理的資質　63, 71, 74, 75, 79, 81, 128

心理療法　3, 5, 7, 16, 21, 26, 27, 55, 56, 61〜63, 75, 78, 79, 93, 96〜99, 103, 105, 109, 110, 112, 117, 120, 122, 124, 128, 130, 150, 151, 163, 179
スティグマ　22, 31
生活機能障害　31, 33
生活困窮者支援事業　5
生活困窮者自立支援法　210〜213
生活保護　212, 213
精神医学的診断　4, 24, 27, 35, 37, 44, 71, 192, 210
精神疾患　26, 31〜33, 35, 40, 82, 173, 183
精神障害　16, 18, 26, 27, 32, 33, 35, 36, 61, 67, 68, 70, 87, 112, 205
精神症状　18, 19, 29, 30, 37, 65, 72, 91, 195
精神保健福祉センター　24, 26, 36, 92, 155, 207〜209
生物学的治療　26, 30, 31
生物－心理－社会モデル　18, 26, 30, 70
赤面恐怖　37, 41
世代間境界　148, 149, 151, 171, 192
摂食障害　29, 42, 76, 151
羨望　49, 52, 54, 130, 131, 135, 150, 172
早期支援　4, 196, 198
ソーシャルスキル　168

た行

第1群　26〜28, 42, 46, 210, 211, 213
第2群　26〜28, 42, 43, 58, 210, 211
第3群　27, 29, 42, 46, 210, 211, 213
対象喪失　151, 153, 172
対人恐怖　37, 41, 42, 45, 60, 72, 80, 143
多軸診断　18, 25, 26, 70
多軸評定システム　3, 7
田嶌誠一　180
段階的な治療・支援プロセス　87, 94

タンタム Tantam, D.　59
知能・心理検査　77
地方自治体　65, 186, 204, 214
注意欠陥多動性障害　58
抽象度の高い思考　75
中断例　37
長期化　4, 19, 21, 30, 50, 56, 59, 76, 91〜93, 97, 99, 105, 125, 133, 143, 146, 151, 156, 162, 164, 166, 167, 169, 172〜174, 214
治療・援助関係　37, 93, 150, 174
治療への動機づけと先行転移　3
強み（strength）　67, 77, 182, 194
定義　15, 18, 24, 32, 33, 35, 36, 41, 53, 168, 211
抵抗感　30, 37, 45, 59, 66, 76, 111, 114, 115, 141, 170, 181, 191, 203
適応　18〜21, 26, 33, 45, 59, 60, 63, 65, 75, 76, 78, 79, 81, 111, 115, 117, 120, 133, 171, 174, 176, 182, 191, 193, 199, 201, 203, 208
適応障害　24, 28, 29, 40, 42, 43
土居健郎　126, 128, 129, 137
同一性拡散　19, 20, 47
投影　18, 22, 52, 56, 93, 107, 134, 140, 142, 146, 147, 175
投影性同一化　106, 149
統合失調症　4, 18, 24, 26, 28, 33, 35, 41, 42, 47, 48, 55, 72, 126
統合失調症型（スキゾタイパル）パーソナリティ障害　47
特別支援教育　61, 204
トラウマ反応　72, 120
ドロップアウト　56

な行

内閣府　15, 17, 214
内的・心理的な現象　16, 96
内的体験　37, 93, 173
内的なひきこもり　3, 7, 16〜18, 20, 37, 95, 96, 101, 107, 164
長坂正文　180
永田利彦　44
中村敬　45
ナルシシズム　18, 52
――の病理　47, 51, 52, 53, 74
二次的なひきこもり　37
二者関係　149, 161, 201, 202
入院治療　120, 121, 146, 169, 173, 174, 182, 185, 193〜195, 200, 204
人間関係の内に入る行動と外に出る行動（in and out behavior）　48
ネットワーク支援　64, 65, 87, 205, 207
呑みこまれ　49, 50
呑みこみ　48

は行

パーソナリティ　3, 4, 40, 51, 74, 79, 81, 82, 89, 96, 97, 114, 134, 135, 153, 157, 166, 210
パーソナリティ障害　15, 24, 26〜29, 33, 35, 37, 38, 41, 45〜47, 53〜55, 70, 71, 95, 110, 130
迫害不安　38, 49, 72, 73, 77, 78
恥をかく不安　72
発達障害　3〜5, 26, 31, 38, 42, 45, 46, 58, 59, 61, 64, 70, 71, 74, 95, 112, 193, 195, 196, 205, 210, 211
発達障害者支援センター　65, 67, 197, 205, 211
パニック症状　72
万能的　17, 48, 51, 52, 56, 59, 74, 75, 89, 105, 106, 118, 120, 121, 123, 130, 131, 140, 143, 177, 186
ヒエラルキー　77, 121, 158, 201, 202
被害感　27, 62, 112, 151, 181, 191, 197
ひきこもり地域支援センター　5, 208, 209, 212, 213

『ひきこもりの評価・支援に関するガイドライン』 4, 8, 15, 24, 70, 87, 155, 176, 185, 207, 210
非言語的に伝達されるもの 126
非侵襲的な治療・援助姿勢 21
肥大型 54
ビブリング Bibring, G. 18
病態水準 40, 41, 44
病理的な現象 16, 19
広瀬徹也 5
不安 18, 19, 21, 24, 34, 44, 48, 51〜53, 55, 56, 62, 72〜75, 81, 89, 90, 92, 93, 100, 102, 103, 105, 108, 111, 112, 114〜117, 120〜123, 126, 128, 132, 133, 135, 139, 142〜144, 146, 147, 149, 151, 153, 156, 161, 162, 167〜170, 173, 174, 180, 185, 188, 190, 192, 193, 200, 202
不安障害 26〜29, 32, 38, 40〜43, 46, 59, 95, 97, 191, 197
フィロン Fearon, P. 123
フェアバーン Fairbairn, W.R.D. 48
福祉的な生活・就労支援 26, 27
フロイト, アンナ Freud, A. 19
フロイト, シグモンド Frued, S. 18, 43
文化・社会的背景 36
分離不安 72, 150, 172
防衛 20, 21, 52, 59, 108, 121
——機制 18, 19, 26, 40, 75
訪問 3, 60, 87, 157〜159, 167, 175〜186, 192, 207〜209

ま行

マックウィリアムズ McWilliams, N. 17
見守り論 21
見られる 48, 49
民間支援団体 36, 181, 182, 207, 209, 211, 214

村松陽子 67, 69
無力感 22, 52, 56, 59, 73, 83, 107, 146, 196
メンタライジング（mentalizing） 103, 107, 110, 111, 115, 119, 121, 123
メンタライゼーション 3, 63, 110, 112, 113, 120〜124
妄想 18, 24, 26, 34, 41, 42, 55, 72, 111, 130, 192
森田療法 45
問題解決能力 58, 157, 158, 194

や行

薬物療法 26, 27, 31, 43, 44, 46, 65, 78, 79, 87, 91, 183, 192, 195, 210
山本彩 160
友人関係の乏しさ 55
抑うつ 5, 24, 32, 34, 43, 53, 69, 72〜74, 77, 80, 96, 129, 132, 133, 146, 151, 167, 168, 199
——不安 72, 77
吉川悟 172
吉田友子 66, 67, 69
予防 3, 4, 196, 198, 201, 205

ら・わ行

ルビン Rubin, K.H. 141, 167
レイン Laing, R.D. 48, 49
ローゼンフェルド Rosenfeld, H. 54
わかってほしい 44, 81, 126〜128, 130, 132, 133, 137, 142
——という願望 126, 128, 130
わかってもらえるはずだ 127, 130
『若者の生活に関する調査』 15
わかられたくない 126, 127, 129, 130
わかりっこない 126, 127, 132, 133, 135, 137

アルファベット

ASD（Autistic Spectrum Disorders）
　110〜114, 120, 123, 124

CRAFT（Community Reinforcement and Family Training）　159, 160

DSM　15〜18, 25〜27, 32, 33, 42, 47, 53〜55, 58, 70, 71, 168, 197

ICD-10　38, 40, 42, 43

MBT（Mentalization-Based Treatment）
　110, 112, 113, 117, 119, 124

PTSD　72

著者略歴

近藤直司（こんどう・なおじ）

大正大学心理社会学部臨床心理学科教授。
1962年東京生まれ。東海大学医学部卒。東海大学医学部精神科学教室，神奈川県立精神医療センター芹香病院，山梨県立精神保健福祉センター所長(山梨県中央児童相談所副所長を兼任)，山梨県都留児童相談所所長，東京都立小児総合医療センター児童・思春期精神科部長を経て，2014年より現職。
著書に「引きこもりの理解と援助」（共編著，萌文社，1999年），「青年のひきこもり―心理社会的背景・病理・治療援助」（共編著，岩崎学術出版社，2000年），「ひきこもりケースの家族援助―相談・治療・予防」（金剛出版，2001年），「医療・保健・福祉・心理専門職のためのアセスメント技術を高めるハンドブック―ケースレポートの方法からケース検討会議の技術まで 第2版」（明石書店，2015年），「医療・保健・福祉・心理専門職のための アセスメント技術を深めるハンドブック―精神力動的な視点を実践に活かすために」（明石書店，2014年），他多数。

青年のひきこもり・その後
―包括的アセスメントと支援の方法論―
ISBN978-4-7533-1129-3

著　者
近藤　直司

2017年11月19日　第1刷発行
2019年 4月25日　第2刷発行

印刷・製本　　(株)太平印刷社

発行所　　(株)岩崎学術出版社　〒101-0062　東京都千代田区神田駿河台3-6-1
発行者　杉田　啓三
電話 03(5577)6817　FAX 03(5577)6837

©2017　岩崎学術出版社
乱丁・落丁本はおとりかえいたします　検印省略

メンタライゼーションと境界パーソナリティ障害
A・ベイトマン／P・フォナギー著　狩野力八郎／白波瀬丈一郎監訳
MBTが拓く精神分析的精神療法の新たな展開　　　本体5300円

ナルシシズムの精神分析──狩野力八郎先生還暦記念論文集
藤山直樹編　狩野力八郎／舘哲朗／近藤直司ほか著
複雑で謎の多い概念に精神分析的な光をあてる　　　本体3000円

実践 ひきこもり回復支援プログラム──アウトリーチ型支援と集団精神療法
宮西照夫著
1年半後には8割が新しい一歩を踏み出せる　　　本体2300円

実践入門 思春期の心理療法──こころの発達を促すために
細澤仁著
移ろいやすく捉え難い心を扱うためのヒント　　　本体2000円

実践 学生相談の臨床マネージメント──リアルに考えベストを尽くす
細澤仁著
事例で考えるプライマリケアとしての学生相談　　　本体2800円

学生相談室から見た「こころの構造」
広沢正孝著
〈格子型／放射型人間〉と21世紀の精神病理　　　本体2800円

発達障害・被虐待児のこころの世界──精神分析による包括的理解
M・ラスティン他編　木部則雄監訳
子どもたちを精神病状態から救出した語りの結集　　　本体6000円

自閉症スペクトラムの臨床──大人と子どもへの精神分析的アプローチ
K・バロウズ編　平井正三／世良洋監訳
その経験世界を共感的に深く理解するために　　　本体6000円

精神力動的精神療法──基本テキスト［DVD付］
G・O・ギャバード著　狩野力八郎監訳　池田暁史訳
米国精神分析の第一人者による実践的テキスト　　　本体5000円

この本体価格に消費税が加算されます。定価は変わることがあります。